名医护航 | 第二军医大学健康科普系列丛书

总主编　孙颖浩　朱明哲



# 肾脏疾病

主　编　梅长林　张　彤

第二军医大学出版社
Second Military Medical University Press

## 内容简介

本书选取肾脏疾病患者经常问到的问题进行解答，内容涵盖肾脏的结构和功能、肾脏疾病常见症状、肾脏病相关检查的意义与患者如何正确进行检查准备、肾病患者在日常生活和饮食上的注意事项、如何早期发现和预防肾脏疾病等方面，可供肾脏疾病患者及其家属、全科医生及年轻医生阅读参考。

**图书在版编目(CIP)数据**

肾脏疾病/梅长林，张彤主编.—上海：第二军医大学出版社，2016.9

(名医护航/孙颖浩，朱明哲主编)

ISBN 978-7-5481-1265-5

Ⅰ.①肾…　Ⅱ.①梅…②张…　Ⅲ.①肾疾病—防治—问题解答　Ⅳ.①R692-4

中国版本图书馆 CIP 数据核字(2016)第 225301 号

**出 版 人**　陆小新
**责任编辑**　王龙妹
**策划编辑**　陆小新　高敬泉

**肾 脏 疾 病**

**主编**　梅长林　张　彤

第二军医大学出版社出版发行

http://www.smmup.cn

上海市翔殷路 800 号　邮政编码：200433

发行科电话/传真：021-65493093

全国各地新华书店经销

江苏天源印刷厂印刷

开本：787×1092　1/16　印张：12.75　字数：171 千字

2016 年 9 月第 1 版　2016 年 9 月第 1 次印刷

**ISBN 978-7-5481-1265-5/R.1983**

定价：39.00 元

# 第二军医大学健康科普系列丛书
## 编　委　会

# 《肾脏疾病》

## 编 者 名 单


主　编　梅长林　张　彤

编　者（以姓氏笔画为序）

马熠熠　毛志国　卞蓉蓉

申嫒文　叶朝阳　邢小红

刘森炎　汤孟君　汤晓静

许　晶　孙丽君　李　林

吴　俊　张　彤　张玉强

张翼翔　陈冬平　郁胜强

赵学智　胡小红　钱一欣

高　翔　梅长林　庹素馨

戴　兵

# 总序
General Preface

随着医学科技的发展和人民生活水平的提高，预防保健、健康管理已成为当代人日常生活关注的热点。

国医大师蒲辅周说过，“无病善防、提高体质；有病驱邪，慎毋伤正”。惟有了解疾病，才能有效地与其作斗争。因此，一套科学可靠、权威专业、贴近需求、易于理解、便于操作的科普保健指导丛书对于广大群众来说，显得十分必要。与此同时，现代医学技术、互联网科技和健康保健产业快速发展，人们获取各类医疗保健知识和讯息的方式更为便捷，渠道更为通畅，信息量空前巨大。特别是近年来，各类养生、保健的知识、食品、药品宣传铺天盖地，相关书籍、网站、微信公众号层出不穷，在丰富健康资讯的同时，也给广大缺乏医疗专业知识背景的群众带来了选择和鉴别上的困惑，甚至某些时候产生了误导，从而影响了正确的健康选择。

为满足广大人民群众对医学科普和保健的需求，我们精选了当前人们普遍关心和发病率较高的常见病、多发病和一些健康问题，内容涵盖了循环、呼吸、消化、泌尿生殖、内分泌、肌肉骨骼、神经系统以及心理健康等，形成了这套“第二军医大学健康科普系列丛书”，以期为广大军民普及医疗保健知识，正确了解相关的疾病和健康问题，有效地选择防治方法和策略提供指导，为推进国人整体健康提供帮助。

为了使本套科普丛书可靠、可读、可用，我们在编写中注意把握住了以下几个方面：一是坚持科学性。书中所有内容均来自于医学专业书籍、期刊和真实的病例、案例，每个观点、论断都有科学的数据或理论支撑。二是突出权威性。丛书汇集全校数十名长期在临床一线从事医教研工作的国内知名临床医学专家，充分利用学校几十年来形成的临床常见病、多发病防、诊、治方面的特色和优势，科学梳理、系统归纳，科普演绎，编撰成册。三是注重系统性。每种疾病和健康问题的描述均从“因”“防”“治”“养”四个方面加以展开，既保证系统性，又有所侧重，使广大读者知道病因、明确预防，了解治疗，学会保养，全面了解疾病防治策略。四是兼顾新颖性。虽然丛书介绍的均为常见病、多发病，但在具体编写中，注重增加国内外前沿动态和编写者原创性的研究成果和发现，力求将疾病最新的进展介绍给大家。五是提升可读性。在科学、专业、准确的同时，坚持做到语言通俗易懂、编排图文并茂、案例典型深刻，确保整书可读、易读、好读。六是确保实用性。本书坚持科普与保健相结合，做到在了解危险因素的基础上针对性预防，在知道疾病演变的前提下主动性保健，并将日常最简便经济、科学易行的方法介绍给大家，力求增强日常生活实践的可操作性。

中医自古就讲究“治未病”，在自己健康时注重卫生与养生，预防疾病。希望该套丛书能够为大家了解常见疾病、理解健康、学会自我保健提供帮助和指导，为大家的健康保驾护航。同时，该书也可作为医学生和各岗位医务工作者的参考书籍。

医学在发展，理念在更新，丛书内容中难免会存在缺漏与不足，我们恳请广大读者和医学专业人士提出批评、给予意见和建议，以便我们再版时改进和完善。最后，衷心感谢为该套丛书编写付出辛勤劳动的编委会成员、各位编写者、出版社编辑人员和组织协调的各位工作人员！

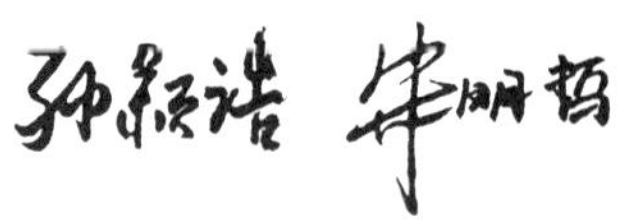

# 前言
Preface

肾脏是人体的重要器官，具有生成尿液、排泄代谢产物，维持体内水、电解质和酸碱平衡，以及内分泌功能。肾脏疾病的发生率在逐年提高，我国成人慢性肾脏病发病率为10.8%，不亚于糖尿病和高血压。目前全世界已有260多万人依靠透析生存，这一数字还在以每年平均8%的速度增长。然而，由于肾脏疾病起病隐匿，知晓率仅为7.2%，使得很多患者失去了早期治疗干预的最佳时机，甚至一经发现便已是肾功能衰竭必须透析治疗。在当今互联网已经普及的年代，很多人生病了习惯先在网上搜索一下自身疾病的相关信息，“这个病该怎么治?”“哪家医院好?”“哪位医生水平高?”等等，然而，网络信息良莠不齐，还充斥着一些广告药品和疗法，对于非医学专业人士来说，很难做到辨伪存真。因此，我们编写了这本肾脏疾病科普书，要为肾脏病患者、家属以及希望了解相关医学知识的人们提供及时、准确、通俗易懂的医学知识，提高肾脏病的知晓率。

本书内容丰富，包括肾脏的结构和功能、肾脏疾病常见症状、肾脏病相关检查的意义与患者如何正确进行检查准备、常见肾脏疾病的基本知识、肾脏病患者在日常生活和饮食上的注意事项、如何早期发现和预防肾脏疾病等等，我们从这些方面选取了患者经常问到的问题进行解答，努力使文字生动、浅显，便于查阅、理解。读者可以根据自己想要了解的问题选择性阅读，也可以按顺序或随性阅读。

本书由第二军医大学附属长征医院肾内科、解放军肾脏病研究所的医师们共同编写完成，这些作者都是在临床一线工作多年，具有丰富的诊治经验、鲜明的专病特色和高超的技术水平。为了保证本书的质量，我们做了很多努力，但难免还存在不足之处，请广大读者提出宝贵的意见和建议，以便再版时完善。

**编　者**

2016 年 8 月

# 目录
Contents

# 1.

## 肾脏是个什么样的器官

肾脏属“五脏”之一，是人体的重要器官。肾脏位于脊柱两侧，左右各一，紧贴腹后壁，居腹膜后方。左肾上端平第11胸椎下缘，下端平2腰椎下缘。因为肝脏居于右侧，右肾比左肾低半个椎体。左侧第12肋斜过左肾后面的中部，右侧第12肋斜过右肾后面的上部。右肾门正对第2腰椎横突，左侧正对第1腰椎横突。正常肾脏上下移动均在1～2 cm范围以内。体检时，右肾下极可以在肋骨下缘扪及，左肾则不易触到。肾门的体表投影在腹前壁位于第9肋前端，在腹后壁位于第12肋下缘与竖脊肌外缘的交角处，此角称肾角或脊肋角。肾脏病变时，此处常有压痛或叩击痛。极少数人肾的位置可有变异，位于盆腔或髂窝者为低位肾；若横过中线移至对侧，则为交叉异位肾。

肾脏为实质性器官，外形似蚕豆。中国成人肾脏大小：长10～12 cm，宽5～6 cm，厚3～4 cm。左肾较右肾稍大，肾纵轴上端向内、下端向外，因此两肾上极相距较近，下极较远，肾纵轴与脊柱所成角度为30°左右。肾脏大小因年龄、体形、体重等体质条件有所不同。1岁内儿童肾脏大小约5.0 cm×2.5 cm×2.2 cm，随人体的发育生长逐年增大。

肾脏的被膜有3层，由外向内依次为肾筋膜、脂肪囊和纤维囊，起固定和保护作用。内部结构大体上可分为肾实质和肾盂两部分。在肾纵切面可以看到，肾实质分内外两层：外层为皮质，内层为髓质。肾皮质新鲜时呈红褐色。由肾小球和肾小管所构成，部分皮质伸展至髓质锥体间，成为肾柱。肾髓质新鲜时呈淡红色，由10～20个锥体构成。肾锥体在切面上呈三角形。锥体底部向肾凸面，尖端向肾门。锥体主要组织为集合管，锥体尖端称肾乳头，每一个乳头有10～20个乳头管，向肾小盏漏斗部开口。在肾窦内有肾小盏，为漏斗形的膜状小管，围绕肾乳头。

肾椎体与肾小盏相连接。每肾有 7～8 个肾小盏，相邻 2～3 个肾小盏合成一个肾大盏。每肾有 2～3 个肾大盏，肾大盏汇合成扁漏斗状的肾盂。肾盂出肾门后逐渐缩窄变细，移行为输尿管。

从功能上看，肾脏由许多的肾单位组成，每侧肾脏约有 100 万个以上。这个数量是出生时就决定好的，以后不会再增加。每个肾单位由肾小体和肾小管组成。肾小体内有一个毛细血管团，称为肾小球，它由肾动脉分支形成。肾小球外由肾小囊包绕，肾小囊分两层，两层之间有囊腔与肾小管的管腔相通。肾小管汇成集合管，若干集合管汇合成乳头管，尿液由此流入肾小盏。

肾脏由肾动脉供血，它多平第 1～2 腰椎间盘高度，起自腹主动脉，于肾静脉的后上方横行向外，经肾门入肾。由于腹主动脉位置偏左，故右肾动脉较长，并经下腔静脉的后面右行入肾。肾内静脉在肾窦内汇成 2 或 3 支，出肾门后则合为一干，走行于肾动脉的前方，以直角汇入下腔静脉。肾静脉多为 1 支，少数有 2 支或 3 支，且多见于右侧。

（梅长林）

## 2. 肾脏有哪些重要功能

肾脏是维持人体内环境稳定的一个重要器官，它有三大基本功能。一是生成尿液、排泄代谢产物；二是维持体内水、电解质和酸碱平衡；三是内分泌功能，既能生成肾素、促红细胞生成素、活性维生素 $D_3$、前列腺素、激肽等，又为机体部分内分泌激素的降解场所和肾外激素的靶器官。

### 2.1 肾脏的排尿功能

肾脏的基本生理功能就是形成尿液，排泄各种水溶性物质。其意义一是调控体液的容量及成分的排出,维持水(渗透压)和电解质平衡;二是排出人体新陈代谢过程中所产生的一些酸性物质,维持酸碱平衡;三是排泄体内的废物、毒物和药物。而且可随着机体的不同情况而改变尿量和尿中物质的排出量。用显微镜看肾小球,由很多很细的毛细血管组成,上面有许多孔洞,就像筛网一样。当血流经过肾动脉,进入肾小球时,体积大的成分,如红细胞、白细胞、血小板、蛋白质等因不能通过这些筛孔,仍留在血管内;而体积小的成分随水分滤至肾小囊腔内,此时滤出的液体称作原尿。肾脏血流量占全身血流量的1/4～1/5,肾小球滤过率约125 ml/min,每天滤出原尿约180 L。原尿中含有很多有用成分,当流经肾小管时,这些营养成分被重新吸收入体内,如水、葡萄糖、钠、钾等,对机体无用或有害的物质则排出体外,如尿素、尿酸、磷酸根等。每天最后形成尿液只有1.5～2 L,其成分与血浆有很大差别。



## 2.2 水、电解质、酸碱平衡维护

肾脏具有强大的调节水排泄的能力,以维持体液渗透浓度的稳定。从肾小球滤出的水分近99%在肾小管被重吸收。影响肾稀释浓缩功能的因素很多,如抗利尿激素、慢性肾功能不全、利尿剂等。肾脏是钠、钾、氯的主要排泄场所,经肾小球滤出的这些离子多数在肾小管被重吸收。在体液中,钠离子是细胞外液中最主要的电解质,钾离子是细胞内液中最主要的电解质。钠、钾、氯的排泄直接关系到体内这些离子的相对平衡,对维持正常体液的体液量、渗透压及酸碱平衡具有极为重要的意义。肾脏还通过对肾小球滤过的碳酸氢盐重吸收和生成新的碳酸氢盐,从而使细胞外液中的碳酸氢盐浓度保持稳定,以维持体液的酸碱平衡。

## 2.3 内分泌功能

肾脏还能合成分泌一些物质,起调节机体功能的作用。主要的有:①促红细胞生成素,由肾脏合成后,刺激骨髓造血,产生红细胞。肾功能损伤时,不能合成,就会引起贫血。②活性维生素 $D_3$,体内合成的维生素D需要在肾脏经过最后的活化才能起作用，调节钙、磷代谢。缺乏维生素 $D_3$ 的小儿会产生佝偻病，成人出现软骨病。③血管活性物质：肾脏合成多种血管活性物质，在维持机体血压中起重要作用，如肾素-血管紧张素系统和前列腺素等。此外，肾脏也是多种内分泌物质的分解灭活场所，如胰岛素、甲状旁腺激素、胰高血糖素、生长激素、降钙素等许多激素，均可被近曲小管细胞灭活，从而参与了激素代谢的调节。

总之，肾脏并不仅仅是一个单纯的排泄器官，而是一个对人体的内环境和正常生理活动有着关键影响的重要脏器，对维持人的生命有着十分重要的意义。

（梅长林）

## 3.

## 如何早期发现肾脏病

来自世界卫生组织的最新数据显示，慢性肾脏病在40岁以上的患病率为7%～10%，中国成人慢性肾脏病发病率为10.8%，不亚于糖尿病和高血压。目前全世界已有100多万人靠透析生存，并以每年平均8%的速度增长。然而，慢性肾脏病的知晓率却仅为7.2%。绝大多数慢性肾脏病患者并不知晓自己的疾病，失去了早期治疗干预的最佳时机，甚至一经发现便已经必须依靠透析。事实上，慢性肾脏病是完全可以得到早期诊断和有效治疗的，关键是要认识、了解，并给予足够的重视。

然而慢性肾脏病起病常十分隐匿，且没什么特异性。得病初期可以无任何不适，即使有些不适，也很容易被忽视。等到出现明显症状时再就诊，肾功能可能已丧失大半，甚至已进入尿毒症期，错过了最佳治疗时间。那么，哪些是慢性肾脏病的早期不良信号？我们应该如何抓住肾脏的“蛛丝马迹”呢？以下一些症状可能提示存在慢性肾脏病：①乏力、易疲劳，腰酸、腰痛；②尿中出现泡沫且不易消退；③反复眼睑或双下肢水肿；④尿量增多或减少，夜尿增多；⑤尿的颜色异常；⑥血压增高；⑦不明原因的贫血、皮肤瘙痒、抽筋；⑧不明原因的食欲减退、恶心、呕吐等。

除了以上几点外，有些慢性肾脏病患者可能完全没有任何症状。这时候体检就显得尤为重要了。尿常规、肾功能和肾脏 B 超是进行肾脏体检的三大法宝，也是早期发现慢性肾脏病的关键。其中尿常规检查是首选。在所有检查异常中，最常见的就是血尿和蛋白尿。它们是肾脏损害的警示灯，对肾脏病变早发现有着非常重要的意义。即使没有任何症状，成年人应每年至少进行 1 次肾脏体检，这样才能在无症状或症状轻微的早期阶段及时发现慢性肾脏病。对于存在高危因素的人群（如患有糖尿病、高血压、心血管疾病的人群；有肾脏病家族史；有肥胖、高尿酸血症等代谢性疾病者；反复尿路感染或尿路梗阻者及 65 岁以上老人等），应定期每 3～6 个月检查 1 次。如出现以上不适症状应尽快去医院找肾脏病专科医生就诊，以免延误诊治。及时诊治对延缓肾脏病变的发展速度，是极其必要而有益的。

总之，肾脏病的早期发现是防治慢性肾脏病的关键，不要因为对肾脏病的恐惧而讳疾忌医。

（申嫒文　郁胜强）

## 4. 人体只有一个肾脏也能正常生活吗

众所周知，人体内标配两个肾脏，共同承担着“排水”和“排污”的功能。那么是否有人只有一个肾脏呢？答案是肯定的。只有一个肾脏的人还能正常生活吗？这要根据不同的原因区别对待。先天性孤立肾并不少见，在生活中和普通人没有什么两样，不会影响生育和性功能，也不会有损寿命，大多数是体检时做 B 超才发现这个情况的。在临床上，有一些病理因素可能会导致一侧肾脏萎缩，比如肾盂肾炎、肾积水、肾结核（单侧肾脏缩小，伴对侧肾脏积水或代偿性增大）、肾动脉狭窄及外伤等导致一侧肾脏受损萎缩。这部分患者常以高血压、腰酸等症状就诊，行 B 超或 KUB、IVP 等检查时可发现一侧肾脏萎缩。除原发病症状外，无明显血尿、蛋白尿，肾功能正常，但若在劳累、感染，特别是尿路感染、尿路梗阻、损害肾功能药物应用等诱因下，肾功能可能迅速恶化，若干年后双肾萎缩，应引起临床医生重视。

为什么一个正常的肾脏不影响正常的工作和生活呢？因为，我们的肾脏有强大的储备能力，肾脏的功能单位叫肾单位，每个肾脏约有 125 万个肾单位。正常情况下，肾脏只有 1/4～1/2 在工作，剩下的大部分功能都处于休息状态。肾脏具有如此强大的储备功能，在人遇到紧急情况，如拉肚子、休克、大面积创伤或感染时，就会启动应急预案，让身体中的肾脏组织工作起来。有动物实验发现：把大白鼠的双侧肾脏切去 5/6～7/8，3 个月内残余的肾小球体积增大，6 个月后肾小球系膜细胞出现增殖现象。切除动物的单侧肾脏后，留在体内的一只肾脏单个肾小球的滤过率增加。这说明切去了一只肾脏，另一只肾脏的每一只肾单位的功能会代偿。肾单位减少一半（如切除一侧肾脏），肾的排泄和调节功能仍能保持良好。因此，一个肾脏如果功能正常的话，完全能维持一个人的肾脏排泄和分泌功能，照样正常学习、工作、生活，临床上不用处理。同理，肾移植患者只是移植了一个肾脏就够用了；对于捐献肾脏的人大多数都能继续过着正常生活，只是需特别小心保护剩余的这个肾脏。

一个肾的人生活中要注意什么？

（1）在结石多发地区要注意预防结石，平时多饮水。

（2）有泌尿系统感染要及时治疗。

（3）女性患者在妊娠、分娩期，肾脏负担加重，应在医生监督指导下进行，防止肾功能损害而出现危险。平时应少用或不用肾毒性药物。

(4) 避免外伤。外伤是造成肾脏失去功能的重要因素之一，且许多外伤是可以预防的。如避免参加任何剧烈对抗性的体育活动。外出时一定要遵守交通规则以减少交通事故发生的机会，避免出入拥挤的场所等。

(5) 注意卫生。预防泌尿系统感染，勤洗澡，保持会阴部卫生，以减少泌尿系统逆行感染的机会。注意饮食卫生。

(6) 定期复查、及时就诊。要与医生积极配合，做好随访复查。如出现腰背酸痛、血尿、尿频、尿急、尿痛、排尿困难、尿液混浊、头晕、眼花、高血压、纳差、乏力、水肿等一定要及时就诊，使疾病能得到早期治疗，以确保孤立肾不受到损害。

（张　彤）



## 5.

## 腰酸、腰痛说明一定是得了肾脏病吗

日常生活中很多人都容易出现腰酸背痛的问题。由于腰部酸痛和肾脏的解剖位置比较近，很多人可能会考虑是不是肾脏出了毛病。那么，腰酸背痛到底是不是肾脏病呢？

其实，腰酸、腰痛和肾脏病之间确实存在相互关系。有的肾脏病可能会以腰酸、腰痛为表现，如肾脏结石、肾脏感染或肾脏肿瘤等。但反过来，有腰酸、腰痛不一定都是肾脏出了问题。实际上，引起腰痛的原因有很多，腰部周围病变都会导致腰酸、腰痛。

腰酸、腰痛常见的原因可概括为以下五大类：①由于位于腰部正中的腰椎骨或者两旁较丰厚的腰肌所引起，如腰肌挫伤、扭伤所引起的局部损伤、出血、水肿、粘连和肌肉痉挛等；②由于脊髓和脊椎神经所引起，如脊髓肿瘤、脊髓炎椎间盘突出、腰椎滑脱等都会出现腰痛的症状。

③由于内脏器官所引起，如子宫及其附件的感染、肿瘤，男性患者慢性前列腺炎也常感到腰酸不适；④由于精神因素所引起，如癔病患者也可能以腰病为主诉，但体格检查和实验室检查并未发现异常表现，与患者主诉不符；⑤由于肾脏病变引起，如肾脏感染、泌尿系统结石等。

因此，腰酸背痛是一个很常见的问题：妇科疾病、肾脏病等都会引起腰酸背痛；运动过量或缺乏运动也会导致腰酸背痛；长久维持不良的身体姿势也可能导致腰酸背痛。临床较常见引起腰酸的症状主要有：腰肌劳损、腰椎间盘突出、腰椎骨质增生及各种肾脏病等。发生腰酸背痛的因素多种多样，因此，腰酸背痛不一定就是肾脏病的问题。但是一些肾脏病确实可能伴有腰酸背痛的表现，但往往还伴有其他表现，如眼睑或双下肢水肿、尿中泡沫增多、肉眼血尿等。

患者因腰酸、腰痛去医院就诊时，首先应该向医生告知腰酸、腰痛的具体部位，疼痛的性质、时间和部位，有无诱发因素，能否自行缓解，既往有无类似病情及以往的诊治等情况。这些资料可能会帮助医生判断病情和明确诊断，也可能为下一步的检查项目提供有效信息，医生会根据提供的资料进行分析，并通过一系列检查，如尿常规、肾脏B超、腰椎CT等来寻找或排除病因，从而给予正确的针对性治疗。

（申嫒文　郁胜强）

## 6.

## 哪些肾脏病表现为腰酸、腰痛

腰部酸痛可能是肾脏病的表现之一，但并非所有肾脏病都会有腰酸、腰痛的症状。肾脏病引起的腰痛大致有以下几个方面：①肾脏周围的包膜、肾盂或输尿管受到刺激使其张力增高；②肾脏或其周围的病变影响到附近的肌肉和皮肤；③肾包膜、肾脏、肾盂被牵拉，或病变侵犯局部神经所致；④肾脏或肾周围化脓性感染；⑤部分肾小球肾炎。总体来说，以下肾脏疾病可能会出现腰酸、腰痛的症状。

（1）泌尿系统结石。肾和输尿管结石会引起病变侧明显的腰痛，表现为间歇性、发作性的剧烈肾绞痛，为突然发作的阵发性刀割样疼痛，疼痛剧烈难忍。患者往往辗转不安，疼痛从腰部或侧腹部向下放射至膀胱区、外阴部及大腿内侧。严重时会伴有大汗淋漓及恶心呕吐，以及出现肉眼血尿。也可能出现泌尿系统感染的症状和体征，如尿频、尿急、尿痛和发热等。

（2）急性肾乳头坏死。急性肾乳头坏死是由于肾乳头髓质内层缺血性梗死而引起，常伴随尿路感染，如肾盂肾炎、肾结核，并与严重的细菌性肾间质感染有关。这种情况常出现严重的双侧腰痛伴肾绞痛、腰部触痛、腹痛和腹肌紧张。患者可出现少尿或无尿、血尿和脓尿，伴有高热、寒战、呕吐和肠鸣音亢进。

（3）肾周围脓肿。肾周围感染后使得肾脏周围局部化脓感染，表现为单侧腰痛和触痛，有时可伴有排尿困难，持续高热、寒战。触摸疼痛侧腰部可能会摸到腹部肿块。

（4）多囊肾病。多囊肾病患者肾脏体积增大可出现腰痛，性质可为肾脏钝痛、胀痛、刀割样或针刺样痛。急性疼痛或疼痛突然加剧常提示囊肿破裂出血、结石或血块引起的尿路梗阻或合并感染。慢性疼痛为增大的肾脏或囊肿牵拉肾包膜及肾蒂，压迫邻近器官所致。此外，巨大肝囊肿也可引起右肋下疼痛。

（5）急性肾盂肾炎。急性肾盂肾炎是细菌侵犯肾盂、肾盏及肾实质所引起的急性化脓性炎症，大多数伴腰痛或肾区不适。肾区有压痛或叩击痛，腹部上、中输尿管点和膀胱区域有压痛。

（6）肾癌。单侧腰痛、肉眼血尿、肿块是肾癌的典型临床三联征。肾癌的早期症状部分表现为腰痛、血尿、腰腹部肿物，少数因高血压、消瘦等原因发现。

（7）肾梗死、肾静脉血栓。肾梗死主要指肾组织因肾动脉主干及其分支栓塞或血栓形成而导致的肾脏局部缺血坏死。急性肾梗死的典型临床表现为持续性的患侧腰腹部疼痛，伴恶心、呕吐和发热。

(8) 肾损伤。肾脏由于直接或间接的暴力导致肾脏受到损伤，可以出现伤侧腰部疼痛。疼痛通常由局部软组织损伤或骨折所致，也可因为肾周围血肿和尿液外渗时导致肾包膜张力增加而引起腰痛；有时还可因输尿管血块阻塞引起肾绞痛。

(9) 急性肾小球肾炎。急性肾炎主要表现为血尿、蛋白尿、面部和全身水肿和高血压，少数患者由于肿大的肾脏牵扯肾包膜，可出现局部持续性胀痛、钝痛。

(申嫒文　郁胜强)



## 7.

## 肾脏病水肿有哪些特点

水肿，即通常所说的浮肿，是指人体血管外组织间隙水分的过度积聚，是肾脏病患者最常见的临床表现之一。人体出现水肿的共同病理基础是水和盐在体内的异常潴留，而肾脏病水肿具有一定的特点，与其他原因导致的水肿相区别。按照发病机制的不同，肾脏病水肿分为肾炎性水肿和肾病性水肿，两者的临床表现特点又有所不同。

肾炎性水肿的特点是眼睑或颜面部非凹陷性的水肿，同时伴有血容量增多的表现如血压升高，并随着水肿的加重，甚至出现心力衰竭、肺水肿等临床上比较危重的情况。肾炎性水肿，其根本原因为原发性的水和盐潴留，导致血管内的血容量增加。水、盐潴留主要是由于肾小管对钠盐的重吸收增加、肾小球和肾小管平衡失衡和醛固酮分泌增加等，而不是因为病理状态下的肾脏滤过水减少导致的血容量增加。

为进一步理解这其中的机制，首先从解剖结构上来认识，人体肾脏结构和功能最基本单位是肾单位，肾小体和肾小管是肾单位主要的组成部分。肾炎时，肾小体中的毛细血管球即肾小球的炎症通过细胞因子等信号途径传递至肾小管，导致后者对钠盐的重吸收增加，从而引起水和盐潴留，最终使肾炎患者出现水肿。

肾病性水肿的特点是早晨起来时出现眼睑及腰骶部水肿，活动后及傍晚时受重力作用出现脚踝部的凹陷性水肿，并随着水肿的加重，眼睑、颜面部及下肢水肿逐渐发展为持续性。一般而言，成年患者出现肾病性水肿，其体内水、盐潴留往往已超出 4 000 ml 以上。初期临床上仅表现为体重的增加。随着病情进一步发展，逐渐出现双下肢水肿、胸水、腹水和外生殖器水肿。儿童患者出现肾病性水肿，受重力影响较小，常常以颜面部和腹水为主要表现。

肾病性水肿的内在机制至今仍有未完全阐明。传统观点认为是因为肾脏病时大量蛋白尿继发低蛋白血症，使得血浆胶体渗透压下降，导致水分向血管外渗出引起水肿和体腔（胸腔和腹腔等）积液。很多患者同时出现脉压差减小、直立性低血压、实验室化验出现血清钠浓度及红细胞压积增高等血液浓缩有效循环血容量不足的表现。但是最近研究发现，多数肾脏病患者血容量也并不下降，并常伴随着肾上腺素能神经体液因素的紊乱及肾脏排泄钠盐障碍，最终导致肾病性水肿。

综上所述，眼睑或颜面部非凹陷性水肿是肾炎的特征性改变，晨轻暮重的下肢凹陷性水肿是肾脏病典型的早期症状。水肿只是可能罹患肾脏病的表现之一，还需要结合是否伴有尿液性状的改变（如泡沫尿增多、尿量减少、肉眼血尿等）、尿液化验的异常（如蛋白尿、血尿、管型尿等）、血液化验的异常（如血清清蛋白水平下降、肾功能异常）及影像学改变（如肾脏超声改变）等综合评估。当我们在日常生活中出现了可疑的肾脏病水肿表现时，应及时到医院做进一步化验检查，做到早期发现，及时治疗。同时值得注意的是，一些其他原因如营养不良、心脏病、肝脏疾病、内分泌疾病如甲状腺功能低下、丝虫病等同样可以引起水肿，尤其是与肾病性水肿有类似的体征表现，需要结合其他的临床表现和实验室检查结果进一步相鉴别。

（陈冬平）



# 8. 眼睑和面部水肿有哪些原因

眼睑和面部水肿是指体液在眼睑及面部的皮下血管外组织间隙过度积聚的表现，常常是水肿部位局部或全身性的原因造成的。这些原因可以是生理性的，也可能是疾病状态的病理性表现。

## 8.1 生理性眼睑和面部水肿

生理性眼睑和面部水肿的原因大多是由于夜间睡眠质量及数量不佳、睡眠时枕头过低影响了面部血液回流、睡前过量饮水、饮食盐分过高、女性体内激素水平的生理性波动（如妊娠性水肿、经前期紧张综合征）、自主神经功能失调（如更年期综合征）、肥胖相关性水肿、旅行者水肿、高温下水肿等，引起晨起后眼睑及面部皮下组织间隙体液的潴留表现。生理性眼睑水肿常见于健康人，对身体无明显影响，日常活动及休息后能周期性自然消退。

## 8.2 病理性眼睑和面部水肿

引起病理性眼睑和面部水肿的原因，按病因种类可分为炎症性和非炎症性原因，按疾病累及范围可分为局部和全身性原因。

炎症性局部原因往往是由于眼睑的急性炎症、眼睑外伤感染，或眼周面部炎症如疥、痈等感染因素引起。除外有水肿表现外，还有局部的红、热、痛等症状。严重患者可出现发热、乏力、食欲不振等全身症状，面部危险三角区(两侧口角至鼻根连线所形成的三角形区域)的感染经静脉逆行,可发展至颅内海绵窦化脓性感染、血栓性静脉炎等严重并发症。及时有效的抗感染治疗、积极控制炎症因素,是治疗改善炎症性眼睑及面部水肿的重要措施。

非炎症性局部原因引起的眼睑及面部水肿,大多不伴有局部热、痛等症状,最常见的原因是过敏性疾病,如滴眼液和染发剂过敏后出现的眼睑和面部水肿,常伴有局部的皮肤发红、瘙痒、皮肤脱屑等表现。其他的原因如药物或化学物毒性反应、眼睑和眼眶内及面部肿瘤压迫、上腔静脉阻塞综合征等影响局部静脉回流,均可引起非炎症性的眼睑及面部水肿。

全身性的原因引起眼睑及面部水肿,主要是作为一些系统性疾病引起的全身性表现之一。除了之前讨论的泌尿系统疾病引起的肾源性(肾炎、肾病性)水肿以外,其他涉及的相关系统也同样可引起眼睑和面部水肿。这些系统包括如心血管系统、消化系统、神经系统、血液系统、自身免疫系统等几乎涵盖全身各个系统的相关疾病。此外,一些非系统性疾病但累及全身的病理状态,也可累及眼睑及面部引起水肿,如营养不良性水肿(低蛋白血症、维生素 B 缺乏症、恶液质)、药物性水肿、变态反应性水肿、特发性水肿,以及一些特殊感染性疾病如丝虫病等,均需要及时来医院鉴别诊断和做相应处理。

(陈冬平)



## 9.

## 下肢水肿有哪些原因

下肢水肿是最常被注意到的身体水肿表现之一,是由各种生理性及病理性原因导致体液在下肢皮下血管外组织间隙的过度积聚。临床上按照水肿程度可分为 3 级，分别以“＋”代表级别程度，具体见表 1。

当出现下肢水肿时，要注意这一表现可能是仅限于下肢的局部病变引起的，也可能是全身性疾病的局部表现，需要引起重视。可引起下肢水肿的原因多种多样，出现症状时建议到医院及时就诊鉴别，必要时做相应的治疗。常见的下肢水肿原因分为下肢局限性原因和全身性原因。

**表 1　水肿程度及其定义**

| 级别 | 定　　义 |
| --- | --- |
| “无” | 无水肿表现 |
| ＋ | 轻度：双足/踝部水肿 |
| ＋＋ | 中度：双足/踝部累及双下肢、双手/下垂的手臂水肿 |
| ＋＋＋ | 重度：全身性双侧凹陷性水肿，累及四肢及颜面部 |

（1）下肢局限性水肿原因：

1）局部感染性炎症，常见如下肢血栓性静脉炎、累及真皮浅层淋巴管的感染（又称丹毒，常伴有局部红、肿、热、痛，部分患者有发热等全身表现），局部毛囊腺感染（如疥、痈）、控制不佳的甲沟炎感染灶扩大等。

2）下肢静脉血栓或静脉曲张所致回流障碍性水肿。

3）慢性下腔静脉阻塞综合征（妊娠、腹腔肿瘤等）。

4）淋巴回流受阻性水肿，如丝虫病所致的橡皮肿（常常为下肢不对称性的皮肤增厚、粗糙、毛孔增大、可伴有皮肤皱褶，指压无凹陷，亦可累及生殖器部位和上肢等），非特异性淋巴管炎及部分患者在淋巴管切除后的水肿。

5）神经营养障碍所致的水肿，常见于脑梗死后遗症、截瘫、长期卧床患者等。

6）药物性水肿，临床上常见可引起下肢水肿的药物有钙离子拮抗剂、性激素类药物、类固醇、胰岛素、硫脲类及甘草等。

（2）引起下肢水肿较为常见的全身性原因：

1）肾源性水肿：如前所述，眼睑或颜面部非凹陷性的水肿是肾炎的特征性改变，晨轻暮重的下肢凹陷性水肿是肾病典型的早期症状。肾源性水肿往往伴有蛋白尿、血尿、管型尿、尿量变化、肝及肾功能异常和肾脏影像学检查的异常等。

2）心源性水肿：常常是右心衰竭的表现，其特点为水肿自下而上形成，先出现双下肢凹陷性水肿，逐渐向上发展遍及全身，伴随出现尿少、体重增加。可发现右心衰竭和静脉压升高的表现，如心跳加快、气喘、胸闷、颈部静脉的怒张、心脏和肝脏增大、听到心脏杂音等异常。

3）肝源性水肿：最常见为腹水，逐渐出现双下肢的水肿，常伴有肝脏原发病的表现，如食欲不振、黄疸、蜘蛛痣、消瘦、腹壁静脉曲张、肝脏增大或缩小及肝功能异常等表现。

4）营养不良性水肿，常常继发于慢性疾病，如慢性消化道疾病、肿瘤、胃肠手术后、长期节食等。早期水肿常出现在组织疏松部位，局限于双下肢或面部，但活动后无缓解甚至反而加重。随着营养不良程度加重，水肿逐渐明显。营养不良进一步发展，随着水、盐调节等适应性改变，机体逐渐到达新的平衡，后期水肿症状好转而呈现干瘦状态。营养不良性水肿常伴有皮下脂肪及肌肉萎缩、精神淡漠、疲乏无力等表现。

5）黏液性水肿：常见于甲状腺功能减退患者，少见于部分甲状腺功能亢进患者。该类水肿由于组织间隙内体液中含蛋白量较高，故表现为非凹陷性的水肿，伴有皮肤增厚、粗糙及皮温较低等表现，伴或不伴其他体腔的积液如胸腔积液、腹腔积液和心包积液等。常有其他甲状腺功能减退的症状，如反应迟钝、畏寒、心率减慢、便秘等。甲状腺功能亢进患者常表现为心慌、消瘦、情绪易怒、多食等表现。

6）特发性水肿：是一种原因不明的水盐代谢紊乱综合征，常发生于20～45岁女性，双下肢水肿呈周期性，与体位相关。水肿可于月经前期加重，受一定的情绪影响。立卧位水试验对鉴别特发性水肿有一定的帮助。

7）经前期紧张综合征：月经来潮前1～2周逐步加重，月经前2～3天为著。多数情况下局限于双下肢，也可见于眼睑和面部，常伴有乳房胀、头痛、烦躁等症状，月经周期后水肿及伴随症状明显缓解或消失。

（陈冬平）



## 10.

## 出现水肿可以自己吃利尿剂消肿吗

众所周知，引起水肿的病因多种多样，服用利尿剂后在短期内可以缓解水肿症状。那么日常生活中出现水肿症状时，自己可以直接先通过服用利尿剂来消肿吗？答案显然是否定的。

要正确理解利尿剂的作用及使用，首先我们从了解利尿剂的种类开始。根据利尿剂作用部位和机制的不同，可以把利尿剂分成以下几类：袢利尿剂、噻嗪类利尿剂、保钾类利尿剂、碳酸酐酶抑制剂和渗透性利尿剂等，简述见表2。

**表2　常用利尿剂的种类代表药物使用**

| 利尿剂种类 | 代表药物 | 简　评 |
| --- | --- | --- |
| 袢利尿剂 | 呋塞米（速尿）、托拉塞米、阿咗塞米，吡咯他尼 | 属于强效的利尿剂，常用于较严重水肿和高血压。托拉塞米作用时间长，对肝硬化、腹水的疗效差。布美他尼和托拉塞米的吸收率（>80%）要高于呋塞米 |
| 噻嗪类利尿剂 | 氢氯噻嗪（双氢克尿噻）、三氯噻嗪、环戊噻嗪、苄氯噻嗪 | 属于中效利尿剂，常应用于轻、中度水肿和高血压等 |
| 保钾类利尿剂 | 阿米洛利、安体舒通、氨苯蝶啶 | 属于低效利尿剂，安体舒通常用于醛固酮升高相关的顽固性水肿，对肝硬化和肾病综合征疗效也较好。氨苯蝶啶常用于治疗心力衰竭、慢性肾炎等引起的顽固性水肿或腹水。保钾类利尿剂还应用于低钾性碱中毒 |

（续表）

| 利尿剂种类 | 代表药物 | 简　评 |
| --- | --- | --- |
| 碳酸酐酶抑制剂 | 乙酰唑胺 | 因其作用较短暂、出现代谢性酸中毒等副作用，应用受到限制 |
| 渗透性利尿剂 | 甘露醇 | 常用于治疗眼内压或颅内压增高 |

临床医生为什么不赞同水肿患者自己在家使用利尿剂呢？主要基于以下几个原因：

(1) 自行使用利尿剂消肿，可能耽误原发病的治疗。同样的颜面或全身水肿表现，可能是由于不同的疾病引起的。水肿往往是提示一些疾病最早出现的异常信号，如肾炎、肾脏病的初期症状、心力衰竭的早期征兆、肝病的首发表现等发现疾病的关键时刻。抓住这一身体信号，及时到医院就诊查清病因并及时治疗尤为重要。不恰当地自行使用利尿剂消肿，有时候不仅仅没能起到治疗作用，甚至可能延误病情的及时诊断和治疗。

(2) 自行使用利尿剂消肿，可能加重原发病的病情。如肾病综合征患者及肝硬化腹水患者，往往未经治疗前以下肢或全身性水肿为首发表现。这部分患者由于血管内胶体渗透压明显下降等原因，虽然表现为体重增加，身体水分过多，但血管内的有效循环容量是不足的。此时如果只是一味使用利尿剂，忽略了原发病的病因治疗及相应的抗凝等对症支持治疗，可能会导致患者低容量性休克、急性肾损伤等组织器官灌流不足损伤，以及血液过度浓缩易引起血栓形成导致受累器官发生缺血性损害，如肝门静脉栓塞、脑梗死、心肌梗死等临床危重症，加重了原发病的病情和并发症的发生。

(3) 自行使用利尿剂消肿，增加利尿剂的副作用风险。过度使用利尿剂，可使血容量减少、氮质血症、低钠、低钾和代谢性碱中毒发生风险增高。此外，一些利尿剂尚有其独特的不良反应，如长期应用噻嗪类利尿剂可导致高尿酸血症和低镁血症，阿米洛利的药效作用时间＞18 小时，肾功能不全时可在患者体内累积加重肾功能损害，并导致恶性循环。

(4) 自行使用利尿剂消肿，难以规避药物间相互作用。首先，自行使用利尿剂难以考虑利尿剂之间的相互协同作用，联合优势治疗顽固性的水肿。譬如，不同作用部位的利尿剂联合应用可产生较好的利尿作用。长期使用呋塞米治疗的患者对噻嗪类利尿剂的反应是增强的，慢性肾衰竭且对噻嗪类利尿剂不敏感的患者，若加用袢利尿剂可以增强治疗效果。阿米洛利或氨苯蝶啶能轻度增加呋塞米、噻嗪类利尿剂的排钠作用，但具有保钾和减少酸丢失的作用。其次，自行使用利尿剂要注意联合其他药物使用时可能的不良反应。譬如，高血钾患者在接受保钾利尿剂时，如合并使用氯化钾、血管紧张素转化酶抑制剂(ACEI)、肝素、酮康唑、甲氧苄啶和戊烷脒时会加重高血钾。排钾利尿剂引起的低钾血症能使洋地黄中毒的发生率增加 4 倍。噻嗪类利尿剂还能使锂的重吸收增加而导致血锂增高等。

总之，出现水肿时自行使用利尿剂需要慎重。及时至医院就诊，积极寻找水肿病因并妥善治疗，可以在医生的指导及严密监测下适当应用利尿剂，有助于病情的缓解并为治疗原发病争取时间。

(陈冬平)

## 11. 正常人每天尿量是多少

正常人 24 小时的尿量保持在 1 000～2 000 ml，平均为 1 500 ml 左右。尿量是反映肾功能的一项重要指标，最终的尿量受到尿液形成过程中各个影响因素的调节。

肾单位是尿液的形成的主要场所，人类每侧肾脏有 100 万～150 万个肾单位，其滤过膜的总面积为 1.5 $m^2$ 以上。肾单位包括肾小体和肾小管两部分，其中肾小体由肾小球和肾小囊组成，肾小囊一端为血管极连接肾小球，另一端为尿极连接近端肾小管，远端小管则连接集合小管。尿液生成基本过程包括肾小球滤过、肾小管和集合管重吸收、肾小管和集合管分泌与排泄3个基本步骤。

$$\text{血浆}\xrightarrow{\text{肾小球的滤过作用}}\text{原尿}\xrightarrow{\text{肾小管的重吸收作用}}\text{终尿}$$

（1）肾小球滤过：当血液流经肾小球毛细血管时，在有效滤过压的作用下，除了血细胞和大分子血浆蛋白不能滤入肾小囊囊腔，血浆中的水分、无机离子和小分子溶质通过肾小球的滤过膜滤入肾小囊形成肾小球滤液（原尿）。原尿除含极少量蛋白质外，其余各种成分的浓度、渗透压和酸碱度都与血浆接近。单位时间内从肾小球滤过的血浆量称为肾小球滤过率，正常人的肾小球滤过率为（125±15）ml/min，每天经肾小球滤过的液体约150 L，相当于总体水分的4倍或细胞外液的15倍，血浆量的60倍。人体通过控制入球和出球小动脉口径与阻力、球管反馈、激素、血管活性物质及神经影响肾小球滤过率，最终仅有1%形成尿液排出体外。

（2）肾小管和集合管重吸收：当原尿流经肾小管和集合管时，其中的水分和各种溶质全部或部分地透过小管上皮细胞，重新进入周围毛细血管血液中。由于肾小管各段和集合管的结构各有特点，故重吸收的能力差异很大。如近曲小管重吸收能力最强，原尿中的各种营养物质如氨基酸和葡萄糖几乎全部在近曲小管被吸收。此外，原尿中大部分水和电解质（如67%的 $Na^+$ 和 $Cl^-$，85%的 $HCO_3^-$）及部分尿素、尿酸等也在该段被重吸收。12%的 $Na^+$ 与 $Cl^-$，以及不同量的水在远曲小管和集合管重吸收。经过这一步，原尿中所有的葡萄糖、大部分的水和部分无机盐等物质重新吸收进入血液中，剩下一些水、无机盐和尿素（形成尿液）。

（3）肾小管和集合管分泌与排泄：肾小管和集合管上皮细胞将代谢产物或血液中的某些物质排入小管液中的过程称分泌与排泄过程。主要包括泌 $H^+$、泌 $K^+$、泌 $NH_3$。还可将血浆中的其他物质如肌酐、对氨基马尿酸等排入管腔。此外，进入体内的某些物质，如青霉素、酚红等，也主要通过肾小管排泄。以上这些物质的排泄大多在近端小管进行。

综上所述，正常尿量的形成过程，主要包括血液流经肾小球时，血浆被过滤到肾小囊腔形成原尿；原尿流过肾小管和集合管，由肾小管和集合管的重吸收、分泌和排泄作用，最后成为终尿。正常人每天形成的原尿约 150 L，经过一系列肾小球滤过因素的调节，最终 1%约 1 500 ml 形成尿液排出体外。

（陈冬平）

## 12.

## 少尿有哪些原因

正常人的尿量受到很多因素的影响，如饮食、气温、环境、劳动、体育活动、精神紧张、疼痛等。如果在炎热的夏季，或者在高温环境中，或者剧烈运动后，大量出汗将身体内的水分排出了体外，尿量就会减少。但尿量减少不等同于少尿，医学上对于“少尿”有其严格的定义。当成年人每 24 小时尿量小于 400 ml，或每小时少于 17 ml 称为少尿。儿童的少尿标准见表 3。少尿属于临床上较为严重甚至危及生命的症状，应及时寻找原因并积极干预治疗。少尿的原因大致可以分为肾前性、肾性和肾后性三大类。

表 3　不同年龄患儿少尿的诊断标准

| 年龄 | 少尿诊断标准[ml/(kg · h)] |
| --- | --- |
| 新生儿 | <1.0 |
| 婴幼儿 | <200 |
| 学龄前儿童 | <300 |
| 学龄儿童 | <400 |

## 12.1　肾前性少尿

凡是可以引起血管内有效循环血容量减少及(或)肾脏血流量灌注不足的因素,均可能引起肾脏滤过率的下降,导致少尿并可伴有急性肾损伤。往往伴有尿比重增高(1.020 以上),渗透压增高。病情常常具有可逆性,若能及时治疗原发病、消除少尿原因,尿量伴随着肾功能可逐渐恢复正常。

(1) 绝对有效循环血容量不足:如大量失血、大面积烧伤、腹泻、呕吐、大量出汗、高热等。

(2) 相对有效循环血容量不足:如严重心力衰竭、心律失常、心肌梗死、重症低蛋白血症、各种类型的休克、溶血性疾病等。

(3) 肾脏供血血管性疾病:如双侧肾动脉血栓形成、栓塞或严重狭窄,腹主动脉瘤或动脉夹层,腹腔肿瘤压迫等。

(4) 尿液生成相关激素异常分泌:如醛固酮增多症、抗利尿激素分泌增加、交感神经过度兴奋等。

## 12.2　肾性少尿

任何肾实质、肾小管间质及肾血管等病变均可导致肾性少尿。

(1) 肾小球疾病:各种原发性肾小球疾病、继发性肾小球疾病(系统性红斑狼疮、糖尿病、过敏性紫癜等)所导致的肾小球损害、遗传性肾小球疾病如 Alport 综合征等。急性肾小球肾炎时常由于毛细血管内细胞增生导致毛细血管腔变窄、阻塞,导致肾小球滤过率下降,肾小球滤过尿液和肾小管重吸收尿液失去平衡,从而出现少尿;急进性肾小球肾炎时,由于广泛的肾小球囊腔内细胞增生(新月体形成),导致毛细血管腔受压变窄甚至闭塞,导致原尿滤过减少引起少尿;慢性肾小球肾炎时,在一些应激因素(如严重感染、过敏、中毒、电解质紊乱、手术、外伤等)使原有肾小球病变迅速进展,或形成广泛新月体,导致病情恶化引起少尿。

（2）肾小管间质性疾病：感染、药物、过敏等因素导致急性肾小管间质炎症、水肿、出血等使肾小囊内压力升高，导致肾脏滤过原尿减少；同时肾小管上皮细胞坏死，尿液形成障碍引起少尿。及时纠正解除诱发因素，酌情予以早期使用糖皮质激素，有助于肾小管间质性少尿的尿量恢复。

（3）肾血管疾病：各种原发性或继发性的坏死性血管炎、过敏性血管炎和恶性高血压所致的血管炎；妊娠子痫、溶血性尿毒综合征等发生血栓性微血管病引起肾脏损害，可出现少尿症状。

### 12.3 肾后性少尿

任何引起排泄尿液的尿路出现梗阻均有可能导致肾后性少尿。最常见的有肾盂输尿管膀胱结石、尿路损伤、肿瘤压迫、血块堵塞、尿路先天畸形等。部分中老年患者也可由于膀胱功能障碍、男性前列腺肥大、前列腺肿瘤等因素引起少尿症状。

（陈冬平）

## 13. 多尿原因有几种

当成年人每 24 小时尿量超过 2 500 ml 称为多尿。引起多尿的原因可分为生理性和病理性。正常成年人进食含水分多的食物或饮入大量水分可出现短暂一过性的尿量增多，这种情况的尿量增多属于生理性多尿。病理性的多尿往往呈持续性，有以下几种常见原因。

### 13.1 肾小管间质病变

各种原发、继发原因导致肾小管-间质损伤，造成肾小管各段的浓缩功能障碍，导致多尿。如范可尼综合征、维生素D缺乏病、Liddle综合征（假性醛固酮增多症）、慢性间质性肾炎如慢性肾盂肾炎、电解质紊乱或药物导致的肾脏损害、肾髓质囊性病、肾淀粉样变、肾小管酸中毒、多囊肾等均可导致多尿。

## 13.2 内分泌性多尿

（1）中枢性尿崩症：在尿液产生的过程中，肾小管对产生原尿的重吸收极为重要，其中由体内一重要中枢神经性结构（下丘脑-神经垂体轴）分泌的激素——“抗利尿激素”是调节这一过程的重要因素。当各种原发或继发原因导致中枢结构损伤导致抗利尿激素分泌减少时，肾小管重吸收尿液减少，最终排出的尿量增多，患者表现为烦躁口渴、多饮水、尿量增多和尿液稀释表现。

（2）原发性醛固酮增多症：醛固酮是体内的另一大调节尿液形成的激素，主要功能为促进肾小管钾的排泄并减少钠的排泄引起血钠浓度增高，导致烦躁口渴、多饮水和尿量增加，伴有肾小管其他功能的紊乱。

（3）溶质性利尿：这类尿液往往含有过多的葡萄糖、电解质和尿素、清蛋白等常见溶质。最常见的原因有未及时控制的糖尿病、大量饮酒后、不适当地使用高渗性利尿剂（甘露醇/人血清蛋白等）和（或）脱水剂。

（4）甲状旁腺功能亢进：甲状旁腺激素可导致高钙血症和肾小管对原尿成分的重吸收障碍，可分别引起患者多饮水和溶质性利尿。

## 13.3 排水性多尿

体内过剩水分需排出时会产生多尿。常见于心力衰竭恢复期、泌尿道梗阻再通术后的利尿现象、急性肾损伤恢复时多尿期、肾移植术后等。这时多尿期往往持续时间相对不长，一旦体内水分排出后，尿量即恢复正常。

### 13.4 精神因素导致多尿

未发现器质性病变的精神性多饮、多尿；及精神分裂症时等。

（陈冬平）



## 14.

## 夜尿增多的原因有哪些

夜尿增多是指成年人夜间睡眠时尿量＞750 ml 或者大于白天的尿量（正常白天与夜间的尿量比值为 2∶1 到 3∶1），目前普遍也将夜尿次数增多（夜间排尿＞2～3 次）归入尿液增多的范畴中。

正常成年人偶有夜尿，尤其是临睡前饮用水分较多时，属于生理性。如经常性夜尿则提示病理状态。一般情况下，正常人晚餐后进食及饮水较白天的摄入量明显减少，夜间入睡后机体处于静息状态，血流缓慢代谢率降低，肾小球滤过率下降，原尿通过肾小管的流速减慢，流经肾脏的血流量也减少，原尿中绝大部分水分被重吸收，故正常人夜尿仅为白天的 1/3 左右。夜尿往往呈高度的浓缩状态，尿比重较高。当夜尿失去以上正常特征时，需要及时排查引起夜尿增多的原因了。常见的夜尿增多原因简述如下。

（1）排水性夜尿：肢体下垂部位水肿的疾病（心力衰竭、肾病综合征、肝硬化等疾病），因晚夜间平卧时水肿部位的水分更多地返回循环中，并从尿中排出，因而出现夜尿增多的现象。

（2）生理性抗利尿激素分泌不足：常见于 7 岁以下儿童及老年人，分别由于中枢神经性结构（下丘脑-神经垂体轴）分泌的激素尚未成熟，或者逐渐功能老化退化（研究发现 80 岁以上老人抗利尿激素退化率高达 80%）。

（3）肾功能不全性夜尿：肾功能出现问题时，人体内潴留较多的代谢废物，夜间平卧时肾小球仍有一定的清除率，不停地将代谢产物清除出去；另外，肾功能异常时肾小管重吸收功能亦受损，夜尿浓缩的能力变差，最后导致夜尿增多。临床上常见有老年人肾小动脉硬化症、各类急慢性肾炎、低钾性肾病（如原发性醛固酮增多性）及原发性或继发性肾小管-间质性（如肾小管酸中毒等）肾炎。

（4）精神性夜尿：因受精神因素（如害怕遗尿等）影响，强迫每晚起床排尿多次。这类夜尿增多，常常以仅增加排尿次数而不增加 24 小时尿液总量为特点。

（5）继发于多尿的夜尿增多：详见“多尿原因有几种？”章节。

（陈冬平）

## 15.

## 频繁小便是得了尿路感染吗

肾内科门诊常见到这样一类患者，来了就说，“大夫，我老是想小便，是得了尿路感染吗？”首先这是好事，反映了老百姓健康意识的提高，对自己身体状况的关注。不过这种猜测并不够准确，频繁小便和尿路感染不能划等号。它的专业名词叫尿频，是指单位时间内排尿次数增多。在主观感觉的基础上，成人排尿次数达到日间≥8 次，夜间≥2 次，每次尿量<200 ml 时考虑为尿频。尿频是一种症状，而不是疾病；尿频看似简单，但可能导致尿频的因素有很多，需要一一鉴别。

生理性尿频：饮水过多、天气寒冷、情绪紧张时容易出现尿频，属于正常情况，无需担心。特点是每次尿量不少，也不伴有疼痛、尿急等其他表现。生理性尿频是无需治疗的，一般诱因解除后能自行缓解。

病理性尿频常常包括下述情况。

（1）多尿性尿频：排尿次数增多且尿量不少，每次总尿量增加，见于糖尿病、尿崩症、精神性多饮和急性肾损伤的多尿期。

（2）炎症性尿频：尿频而每次尿量少，常伴有尿急、尿痛，严重的可能有发热、下腹痛和腰酸腰痛等。一般化验小便可见白细胞增多，尿培养可能细菌阳性。这是临床上最常见的尿频原因，多见于膀胱炎、尿道炎、前列腺炎、尿道旁腺炎、阴道炎及肾盂肾炎等，一般给予抗感染治疗后很快缓解。当然有些慢性尿路炎症或者特殊类型感染可能症状明显，检查却没有阳性发现，这也是让患者和医生都头痛的。

（3）神经性尿频：尿频而每次尿量少，一般不伴其他症状，化验小便也没有明显异常。常见于中枢及周围神经病变，如癔症、神经源性膀胱。

（4）尿道口周围病变：尿道口息肉、处女膜伞和尿道旁腺囊肿等刺激尿道口引起尿频。

（5）膀胱、尿道内结石或异物刺激。

（6）膀胱容量减少性尿频：表现为持续尿频，尿量不多，治疗难以缓解。见于各种原因引起的膀胱容量减少，如膀胱结核、膀胱占位性病变、膀胱周围组织压迫（妊娠子宫增大或其他腹腔内占位）。

（7）药物性：主要是使用利尿剂治疗的患者；酒精、合成甜味剂和咖啡因也可能引起尿频。

（8）膀胱过度活动综合征：是一种以尿急症状为特征的综合征，常伴有尿频和夜尿症状，可伴或不伴有急迫性尿失禁。近年来发病率不断升高，明显影响患者的日常生活和社会活动，已成为困扰人们的一大疾病。

男性和女性出现尿频的原因也有明显的差别，一般男性尿路感染比较少见，尤其是年轻男性；老年男性出现尿频首先要考虑前列腺问题。女性因为其生理特点，易发生尿路感染，但也不能忽视其他非感染因素，尤其是膀胱过度活动综合征。现代社会工作和生活压力大，神经性因素引起的尿频也越来越多见。

（高　翔）

# 16.

## 尿急、尿痛怎么办

对于有过类似经历的人来讲，尿急、尿痛真的是一种痛苦而尴尬的体验，不会觉得有多么严重，却让人坐立不安。那么，出现尿急、尿痛该怎么办呢？

我们先来了解一下它们的定义。尿急是指患者一有尿意就迫不及待地需要排尿，难以控制。尿痛是指患者排尿时感觉耻骨上区、会阴部或尿道内有疼痛或烧灼感。尿急和尿痛常常同时出现，还可能伴有尿频，严重的可能有发热、腹痛、腰酸、腰痛和血尿等。

一般人也应该了解引起尿急和尿痛的常见原因，万一遇到了心里有数，毕竟这是多发病。常见的原因包括尿路感染（女性多见），前列腺增生（老年男性多见），泌尿系统结石，阴道炎，外阴炎症；少见一点的包括饮酒、咖啡因，紧张，糖尿病控制不佳，怀孕，利尿剂，膀胱过度活动综合征，盆腔放射治疗，卒中（中风）和其他脑部或中枢神经系统疾病，盆腔肿瘤等。

看到这么多可能也不要紧张，不管怎样，出现尿急、尿痛等症状时应及时就医，明确原因，才能对症下药。到了医院看肾内科或泌尿外科都可以，首先要做的是尿常规检查，这是了解有无尿路感染的基本检查；如果阳性还应该做尿培养，看看是哪种病原体引发的。如果同时有腰部不适，一般要查一下泌尿系统超声，看看有没有泌尿道结石、梗阻、占位病变等；老年男性前列腺是肯定要考虑到的。下腹不适的女性一般还要建议到妇科进行相关检查。这些检查完成，大多数患者也就能明确诊断了。

对于最常见的尿路感染，除了医生会给抗生素治疗，患者日常生活也应该注意几点：一是多喝水，对泌尿道有一个冲刷作用，有利于恢复，不要怕尿多老上厕所；二是不要憋尿，因为工作太忙憋尿而引起尿路感

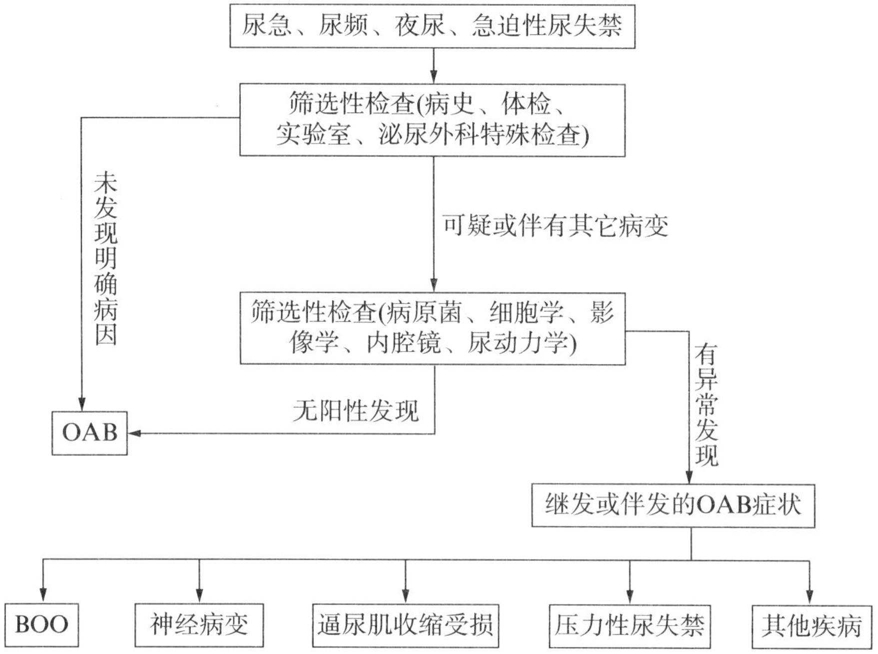


尿急、尿频、夜尿、尿失禁的检查

染的白领女性真不少见；三是平时注意休息和适当的体育锻炼，增强抵抗力。

在这里还要格外强调女性的膀胱过度活动综合征，临床上经常见到反复尿急、尿频的女性，多次查尿常规和尿培养却没有阳性结果，就需要考虑本病。这是一个以尿急症状为特征的综合征，常伴有尿频和夜尿症状，可伴或不伴有急迫性尿失禁，一般没有尿痛；尿动力学上可表现为逼尿肌过度活动，也可为其他形式的尿道-膀胱功能障碍。膀胱过度活动综合征无明确的病因，不包括由急性尿路感染或其他形式的膀胱尿道局部病变所致的症状。原因可能有逼尿肌不稳定、膀胱感觉过敏、尿道及盆底肌功能异常、精神行为异常和激素代谢失调等。治疗原则是积极治疗原发病，同时缓解症状。除了药物治疗，可能还需要膀胱训练、生物反馈、行为治疗，甚至催眠等特殊治疗。

（高　翔）

## 17.

## 什么是血尿

我们都知道，正常尿的颜色是淡黄透明的，喝水少时尿色会变深。某些疾病、药物、食用色素等，都可能会导致血尿。经常有患者因为“血尿”到肾内科门诊就诊。那么，究竟什么才是血尿呢?

尿液呈现红色并不都是血尿，尿液中含有一定量的红细胞才叫做血尿。患者发现自己尿液发红时，应先考虑是不是存在“假性血尿”，比如其他器官（如子宫、阴道或者直肠肛门）出血混入了尿液中，或者某些药物引起的血红蛋白尿等。

根据能否被肉眼发现，血尿分为肉眼血尿和镜下血尿。每 1 000 ml 尿液中所含血量超过 1 ml 就可以表现为肉眼看得到的血尿，称为肉眼血尿。然而在门诊，我们碰到最多的是尿常规检验单上显示“尿潜血阳性”的患者。这些患者单单从尿的颜色上并看不出有血，但是将尿液标本离心沉淀后，显微镜下能看到数量不等的红细胞，我们将能看到超过 3 个以上红细胞的血尿称为“镜下血尿”。根据红细胞个数的多少，尿潜血为 1＋～4＋，当超过一定数量后即表现为肉眼血尿。

从临床实际出发，血尿又分为肾小球源性的血尿和非肾小球源性的血尿，前者占的比例较大。顾名思义，各种各样的肾小球疾病导致的血尿称为肾小球源性血尿。肾脏由无数个肾小球组成，每个肾小球就像一个微型的筛子，有选择性滤过的功能。正常情况下，肾小球并不允许红细胞通过。但是当肾脏的滤过屏障遭到破坏时，过多的红细胞经肾小球滤过，随尿液排出，尿检时潜血为阳性。因红细胞是经过滤过膜挤压排出的，其 75％以上表现为多种形态，称为“变形性红细胞”。尿检中提示变形性红细胞时要高度怀疑其来源于肾小球。肾小球源性血尿通常是全程的、无痛性血尿，常伴有蛋白尿，有或没有高血压、水肿及肾功能异常。肾小球源性血尿常见于 IgA 肾病、系膜增生性肾小球肾炎、新月体性肾炎等原发性肾小球疾病。也可见于一些继发性肾小球肾炎，如狼疮性肾炎、过敏性紫癜性肾炎，经肾穿刺活检可诊断明确。

非肾小球源性的血尿是指除外肾小球疾病的其他疾病引起的血尿，包括全身性疾病引起的尿路出血，如抗凝药物使用过量、肾结石、膀胱肿瘤、尿路感染、多囊肾病、尿路畸形等。非肾小球源性的血尿通常不表现为全程血尿，根据病变部位的不同，可以表现为初始血尿（病变在尿道口）、终末血尿（病变在膀胱）或者全程血尿（病变在输尿管）。尿路感染或肾结石引起的血尿多感到疼痛，而肿瘤等引起的血尿并无痛感。所以，当患者出现无痛性肉眼血尿时需警惕，排除恶性肿瘤的可能。

另外，还有两种特殊类型的血尿：①运动性血尿：通常在长跑、拳击等竞技性剧烈运动后出现，运动前排空膀胱可减少运动性血尿；②直立性血尿：多发生在体型瘦长的青少年，直立时出现血尿，平卧消失，多随年龄增长，血尿逐渐减轻。

不管是哪一种类型的血尿，发现血尿时都应及时就诊，做相应的检查，方可对症下药。

（卞蓉蓉）

## 18.

## 血尿也一定是由肾炎引起的吗

当我们知道血尿的大概分类后，一旦发现血尿，首先排除假性血尿后，包括女性月经期污染、痔疮出血混入尿液等。真性血尿分为肾小球源性血尿和非肾小球源性血尿。顾名思义，肾小球源性血尿即为各种肾小球疾病导致的血尿，就是所谓的肾炎相关性血尿。引起血尿的常见的原发性肾小球疾病有：

（1）急性肾炎：多发生在儿童，一般在感染后1～2周出现血尿、蛋白尿、水肿和高血压等表现，甚至伴有肌酐升高。40%患者会出现肉眼血尿，像是洗肉水样的血尿。如果儿童及青少年发热、咽痛等在1～2周后出现肉眼血尿，要高度怀疑该病，应及时到医院检查。

（2）新月体性肾炎：该类肾脏病是需要肾穿刺活检病理诊断的，在临床上表现为进展较快的肉眼血尿、肾功能恶化，甚至出现少尿和无尿，预后较差。

（3）IgA肾病：同样需要肾穿刺活检诊断，发生在任何年龄段，亚洲的发病率较高。有40%～50%患者在咽痛、发热后几小时或1～2天便可出现肉眼血尿，也有部分患者仅仅表现为镜下血尿。常伴有不同程度的蛋白尿及肾功能损害，治疗根据蛋白尿程度而定。

另外，系膜增生性肾炎、局灶节段性肾小球硬化、膜增生性肾小球肾炎等原发性肾小球疾病都可以引起血尿。除原发性肾小球疾病外，像狼疮性肾炎、过敏性紫癜性肾炎等继发性的肾小球疾病也是导致血尿的常见病因。

很多患者会因为血尿去肾内科门诊就诊，看到医生会问：我的血尿是不是因为肾炎引起的？没错，肾炎是可以引起血尿，但是肾炎并不是引起血尿的唯一病因。以下疾病都可导致血尿：

（1）泌尿系统感染：如急性肾盂与肾炎、肾结核等，除尿血外，如果还伴有尿频、尿急、尿痛、腰痛、发热等，就要到医院检查血、尿常规了，抗感染治疗后症状可好转。

（2）泌尿系统结石：主要表现是有结石的一侧腰痛，有的患者可表现为腹痛，同时有尿血现象。最简单的检查是尿常规和双肾的B超即可诊断。

（3）泌尿系统肿瘤：老年患者，特别是老年男性，如果平时有无痛性的血尿，有时还有血凝块，要高度重视。应及时就诊泌尿外科门诊，通过B超、CT，甚至膀胱镜等检查明确病因。

（4）全身性疾病：维生素C、维生素K缺乏症，血液系统疾病如白血病、血友病等，都可以有血尿。

(5) 肾或腰部损伤：多有腰部或腹部外伤史，如撞伤、摔伤等，也可以引起血尿。

(6) 如患者平时长期服用阿司匹林、氯吡格雷等抗血小板或抗凝药物，都有可能导致尿血；多数感冒药(非甾体类消炎药)也会引起血尿。

患者发现血尿时，不要慌张，及时就医，医生可以从有无前驱感染症状、有无疼痛、是否伴有蛋白尿、高血压及肾功能恶化等症状，明确具体病因。

(卞蓉蓉)



## 19.

## 无痛血尿可以轻视吗

按照血尿时的伴随症状，血尿可以分为疼痛性血尿和无痛性血尿。疼痛性血尿因为疼痛往往能引起更多的患者注意；相反，无痛性血尿经常被忽视。但是无痛性血尿常常是肿瘤的信号，特别是膀胱癌。

80%以上膀胱癌患者的早期症状即为无痛性、间歇性、全程血尿。膀胱癌好发于老年男性，位于男性恶性肿瘤的第4位，女性恶性肿瘤的第7位，是常见的泌尿系统恶性肿瘤之一。目前较明确膀胱癌的两大致病危险因素为吸烟和职业接触芳香胺类化学物质，吸烟患者的发病率明显高于不吸烟患者，为2～4倍，与吸烟的时间、数量、程度等有关。长期从事染料、橡胶、铝制品、皮革生产的工人，油漆工等经常使用染料者可以增加膀胱癌患病的危险性，与上述材料中含有芳香族类化合物有关。职业因素所致的膀胱癌患者约占膀胱癌患者总数的25%。

血尿往往是膀胱癌的首发症状，包括镜下血尿。通常表现为间歇、全程、无痛性的血尿。血尿可能仅出现1次或持续1天至数天，可自行减轻或停止。有时患者服药后与血尿自止的巧合往往给患者“病愈”的错觉。如果同时伴有感染或肿瘤位于膀胱三角区时，可出现尿频、尿急、尿痛等尿路刺激症状，有时会被误以为是尿路感染。当肿瘤侵犯输尿管产生梗阻，可造成输尿管积水、扩张，进而引起肾积水。一般来说，40岁以上，特别是男性患者，如果出现间歇性的、无痛性的肉眼血尿，要警惕泌尿系统肿瘤的发生，特别是膀胱癌。若发生尿频、尿急、尿痛，又没有感染的因素，或者经相关治疗后无好转的患者也需要排除膀胱癌。

那么，哪些检查能帮助诊断膀胱癌呢？当发现无痛性血尿时，检查原则是做从简单到复杂、无创到有创的循序渐进的方式。尿常规和尿红细胞形态检查可以确认是否存在血尿及血尿的性质。当明确了血尿为非肾小球源性血尿（尿红细胞形态为均一性）时，要进一步做尿脱落细胞检查，可以筛查和诊断早期膀胱癌。腹部X平片和静脉尿路造影，可以确认肾脏和输尿管有没有肿瘤浸润。当然，膀胱镜检查是确诊膀胱癌的手段，可以直接观察到膀胱内部情况；同时还可以夹取几块组织进行病理学检查，是诊断膀胱癌的金标准。对于准备进行手术的患者，可以进行CT检查，有助于术前分期诊断。确诊为膀胱癌以后，可以通过外科手术切除、化疗等治疗。

除膀胱癌外，老年男性患者的前列腺增生也可以表现为无痛性血尿，但常伴有排尿不畅、起夜等下尿路梗阻症状。女性患者需要注意是否将阴道出血误认为是血尿。血液系统疾病，如白血病、特发性血小板减少性紫癜等，引起全身凝血功能异常时，也可以出现无痛性肉眼血尿。年轻人剧烈运动后可出现一过性无痛性肉眼血尿，称为运动性血尿，休息一段时间会消失，属正常现象。

综上所述，当出现了无痛性血尿时，不可以轻视，及时就医，特别要警防膀胱癌等恶性肿瘤的发生。

（卞蓉蓉）

## 20.

## 尿中泡沫增多一定是蛋白尿吗

正常新鲜的尿液为透明、淡黄色的液体，随着尿量的多少，颜色有深有浅。

为什么会出现尿中有泡沫的情况呢？正常情况下，由于尿液中含有的一些有机物质(葡萄糖)和无机物质(矿物盐)，使尿液张力较强而出现少量泡沫。一般来说，此类泡沫较大或大小不一，持续时间较短。尿中发现了这种泡沫不一定表示身体出了问题，不用紧张。

当身体内外的各种原因使尿液中成分发生改变时，尿液表面张力增高，气泡就会增多。

(1) 排尿过急：排尿过急时，尿液强力冲击液面，空气和尿液混合在一起，容易形成泡沫，但较易消散。此外，排尿时站得过高，在重力作用下，尿液对液面的冲击力较大，也容易形成泡沫。

(2) 尿液浓缩：在饮水过少、出汗过多、腹泻等情况下，人体因水分不足引起尿液浓缩，造成尿液中蛋白及其他成分浓度较高，容易形成尿中泡沫增多。

(3) 尿道中存在精液成分：男性如果尿道中存在精液成分，可以引起泡沫尿。经常性兴奋使尿道球腺分泌的黏液增多、遗精后等。

(4) 其他原因：如便池中的消毒剂或去垢剂等，也是使尿液形成泡沫的原因之一。

上述情况下出现的泡沫尿，多半是生理性的，暂时性的，一般能找到引起泡沫尿增多的原因。如果去除诱因后泡沫尿消失，且没有伴随其他异常症状或疾病，也无需太担心。

相反，如果尿中泡沫多是由下列原因引起的，则需提高警惕，应及时就诊了。

(1) 蛋白尿：尿液中蛋白含量异常升高是引起泡沫尿最常见的原因之一，也是各种疾病尤其是肾脏病的重要临床表现。各类原发性肾脏病，如各类原发性肾小球肾炎等和各类继发性肾脏损害，糖尿病、高血压、痛风、肝炎等，均可以导致肾脏损害，使尿液中蛋白含量增加。而多发性骨髓瘤、急性血管内溶血、急慢性白血病等，虽然肾功能正常，但因血液中出现大量异常蛋白，尿液中也有蛋白漏出，形成蛋白尿。

有蛋白尿时一般都会出现尿中泡沫增多，这种泡沫尿的特征是尿液表面漂浮着一层细小的泡沫，久不消失。帮助自己在家鉴别的一种方法是，找一支干净的透明管子或者小瓶子，取清晨的第 1 次小便，约 20 ml，用手来回振荡。如尿液表面出现细小而久不消散的泡沫，为可疑蛋白尿，应及时去医院进一步检查确诊。当然，直接到医院进行尿常规检查是最可靠的方式。

(2) 泌尿系统感染：泌尿系统感染可以引起尿液中泡沫增多。常见的包括尿路感染、膀胱炎、前列腺炎等，大多同时伴随有尿频、尿急、尿痛等症状。

(3) 尿糖增多：尿液中的有机物质（葡萄糖）和无机物质（各种矿物盐类），也可以使尿液张力增强而出现泡沫，但这种泡沫一般较大，且很快消失。糖尿病患者因血糖升高，继发尿糖升高，容易产生泡沫尿。

(4) 其他少见病因：泡沫尿的其他病因还包括膀胱结肠瘘等，但十分罕见，需要特殊的检查才能确诊。

因此，对于持续出现的泡沫尿，需仔细甄别是否疾病所致。如果排除非病理性因素后，尿液中仍然出现较多泡沫，或同时伴有其他异常症状或疾病，如水肿、血尿、尿频、尿急、尿痛、夜尿增多、高血压、糖尿病等，则需要及时到肾脏内科就诊。

（庹素馨）

# 21.

## 蛋白尿有哪些类型

正常人尿液中仅含有微量蛋白尿，每天排泄尿蛋白仅 20～80 mg，如果尿蛋白定性试验阳性或尿定量试验超过 150 mg/24 h，称为蛋白尿。那么，蛋白尿都有哪些类型呢？

### 21.1 生理性蛋白尿

(1) 功能性蛋白尿：发生在剧烈运动后或发热过程中，过度寒冷、高温作业、精神紧张等交感神经高度兴奋等状态。原因去除后，蛋白尿即可消失。尿蛋白量一般<1 g/24 h，蛋白尿以中分子白蛋白为主，

(2) 体位性蛋白尿：又称为胡桃夹现象，多见于瘦长体型的儿童及青少年。系由于左肠系膜上动脉和腹主动脉的夹角在直立位时压迫左肾静脉，使左肾静脉压力增高所致。一般<1 g/24 h。可将夜间卧床后晨起前的尿液和站立行动 4～6 小时后尿液的蛋白定性检查作比较，连续测定 3 天，如前者尿蛋白为阴性，而后者为阳性，则可确定为体位性蛋白尿。

(3) 运动后蛋白尿：正常人在运动后会出现蛋白尿。运动的剧烈程度是决定蛋白尿的主要因素，一般在运动停止后 0.5 小时内出现尿蛋白量的最高峰。

### 21.2 病理性蛋白尿

指各种原发性或继发性肾脏疾病及遗传性疾病所致的蛋白尿，特点是尿蛋白持续不消退，或伴有血尿、水肿、高血压等表现；也可呈单纯性蛋白尿，无任何临床症状或体征。

(1) 肾小球性蛋白尿：是由于缺血、中毒、免疫病理损伤破坏了滤过

膜的完整性；或由于滤过膜电荷屏障作用减弱，肾小球滤过膜对血浆蛋白通透性增高所致，是临床最多见的类型。见于多种原发或继发性肾小球肾炎。此类蛋白尿的特点一是蛋白量常较大，排出范围为 1～30 g/d；二是其成分以白蛋白为主，或是以白蛋白及比其相对分子质量更大的蛋白为主。根据滤过膜损伤程度及蛋白尿组分分为：①选择性蛋白尿：以白蛋白为主，可伴有相对分子质量近似的蛋白抗凝血酶、转铁蛋白、糖蛋白等；②非选择性蛋白尿：反映肾小球毛细管壁有严重断裂和损伤。

（2）肾小管性蛋白尿：是指肾小管在受到感染、中毒损伤或继发于肾小球性疾病时，因肾小管重吸收能力降低而抑制蛋白的重吸收，进而出现以相对分子质量较小的蛋白为主的蛋白尿。通常见于肾小管间质病变、肾盂肾炎、先天性肾小管疾病、低钾肾病等。此类蛋白尿的特点为尿蛋白总量通常较少，一般＜1 g/d；一般仅含少量白蛋白，并以低相对分子质量的溶菌酶、β2 -微球蛋白、轻链蛋白、维生素 A 结合蛋白等为主。

（3）溢出性蛋白尿：是由于血循环中某些较低相对分子质量（＜6万～7 万）的蛋白质异常增多，经肾小球滤出，并超过肾小管再吸收能力而出现蛋白尿，此类蛋白尿早期并无肾本身病变。见于多发性骨髓瘤患者（尿中有本-周蛋白）、严重挤压伤的肌红蛋白尿、骨髓瘤及单核细胞白血病时的溶菌酶尿等。此类蛋白尿的特点：①有引起异常血浆蛋白血症的原发病；②尿蛋白定性分析可检出特殊蛋白质；③早期肾小球功能正常。

（4）分泌性及组织性蛋白尿：是由于肾及泌尿道本身结构的蛋白质或其分泌排泄的蛋白质混入尿中由尿中排出而致。如由髓袢升支分泌的 Tamm - Horsfall 蛋白、肾及尿路感染时的 IgA、某些肾炎时尿中的纤维蛋白（原）及其降解产物、补体成分、肾小球基膜成分等可由尿中排出而致蛋白尿。

（庹素馨）

## 22.

## 尿液呈牛奶样是怎么回事

尿液呈牛奶样在医学上称乳糜尿。顾名思义，是乳糜液进入尿中所致。那么，“牛奶尿”这种情况是如何发生的呢？

当人体的淋巴系统因丝虫病、炎症、肿瘤等疾病造成淋巴管炎症性改变时，各种原因导致淋巴管腔内逐渐阻塞，淋巴液不能正常流动，被阻塞部位以下的淋巴管由于淋巴液的瘀滞而扩张。这种病态情况下，如果过分劳累或者吃上一顿含脂肪量较大的饱餐，又或者突然使劲儿之后，淋巴管内的液体增多、压力增大，扩张的淋巴管就可能发生破裂，肾脏内部的淋巴管也随之破裂，并且与泌尿道之间形成通道，淋巴管里的淋巴液进入尿液中，于是形成了“牛奶尿”。

我们把这种“牛奶尿”做尿乳糜实验，通常显示为阳性，提示尿中有较多的淋巴液成分。如果是丝虫病所致的乳糜尿，尿中有可能检出微丝蚴。做膀胱镜检查，可以观察乳糜自哪一侧输尿管口喷出。此外，还可行逆行输尿管插管收集肾盂尿作镜检及乳糜试验。逆行肾盂造影时可见明显的肾盂淋巴反流。淋巴造影检查可显示淋巴系统与泌尿道间病理性交通的部位、数目和程度。

出现乳糜尿的患者应仔细询问是否有在丝虫病流行区居住过或以前被丝虫感染过。患者自己可以看到尿液呈乳白色或酱油色，或夹杂有乳糜凝块，尿液放置后可以看到小脂滴悬浮。乳糜尿可以间歇性发作，严重的也可呈持续性，常常在高脂饮食、劳累、受凉后诱发或加重。出现单侧或双侧腰背部酸胀或钝痛，有时可因乳糜块和血块阻塞输尿管而发生肾绞痛；如阻塞尿道，还可发生排尿困难或尿潴留。长期反复发作的乳糜尿可出现乏力、消瘦、水肿、贫血等营养不良症状。

乳糜尿的病因有两大类：①非寄生虫性，如结核、恶性肿瘤等广泛侵犯腹膜后淋巴管、淋巴结，造成破坏或阻塞，比较少见。②寄生虫性，绝大多数由于丝虫病所致。科学家们认为主要是班氏丝虫所致，可发生于急性期及慢性期；国内资料证明马来丝虫病也可有乳糜尿，但为数极少。

乳糜尿的治疗既要“治标”，也要“治本”。这类患者平时要注重避免过度疲劳，多休息，勿劳累。尽量少吃辛（腥）辣、油腻的食物，以清淡饮食为宜。若血液检查证明有丝虫病，要给予相应药物治疗。乳糜尿发作期间，可以采用中药治疗方法，常以荠菜为主，加用赤芍、篇蓄、黄精、萆薢、凤尾草、碧玉散，可泡饮或煎服。膀胱镜冲洗、硝酸银溶液肾盂内灌注都是保守治疗的方法。病情反复发作，上述方法都无效的也可以手术治疗。手术方式是做肾脏周围的淋巴管结扎术，也就是把通往肾脏的所有淋巴管都一一仔细切断与结扎，杜绝了乳糜尿的淋巴液来源。当然，手术做起来不容易，术后也有复发的风险。

（庹素馨）



## 23. 为什么体检要做尿液化验

因为尿液与泌尿系统、神经系统、内分泌系统、循环系统等关系密切，通过做尿液化验，可以查出项目指标存在异常情况，这种异常情况就是疾病的第一指征。

尿液化验，包括尿常规分析、尿液中有形成分检测（如尿红细胞形态等）、蛋白成分定量测定（24 小时尿蛋白定量、尿微量白蛋白等）、尿酶测定等。尿常规检查一般包括：尿色、尿透明度、管型、尿比重、酸碱度、红细胞、尿潜血、白细胞、尿蛋白、尿糖、亚硝酸盐、酮体、胆红素、尿胆原等。那么，尿常规检测的这些化验项目具体有什么提示意义呢？

(1) 尿色：正常尿液的颜色主要是由尿色素决定的。人体每天正常的排尿量大体相同，尿量的多少决定着尿色的深浅。正常的尿色呈无色或淡黄色。药物、食物、血液和色素均会对尿色造成影响。

(2) 透明度：正常的尿液应是透明的，女性的尿液可稍见混浊。尿液如果放置时间过长，就会出现轻度混浊。

(3) 酸碱度：正常的尿呈弱酸性，或者呈中性或弱碱性。尿的酸碱度多取决于饮食种类、疾病类型及所用药物。

(4) 尿比重：正常尿液的比重在 1.015～1.025，婴幼儿的尿比重会稍低。尿比重会受年龄、饮水量和出汗的影响。由于尿比重的高低与肾的浓缩功能有关，所以可以这一指标来判断肾功能是否正常。

(5) 管型：管型是蛋白尿凝聚在肾小管腔中形成的一种圆柱状物质。正常的尿液只会含有极微量的白蛋白，一般没有管型，或是偶有少量的透明管型。一旦尿液中出现 1 个管型，则至少说明 1 个肾单位的状态，这是肾脏疾病的重要信号。

(6) 蛋白质：正常人每天排出蛋白质的量在 150 mg 之内，最多不超过 300 mg，检查时呈阴性。若异常，则多见于肾小球肾炎、急性肾衰竭、肾病综合征、高血压性肾病等。

(7) 红细胞：正常人尿液中偶尔可见红细胞，沉淀后一般不超过 3 个。血尿可见于急、慢性肾炎，泌尿系统炎症、结石、肿瘤等，应加以重视，可进一步行尿液红细胞形态分析、尿三杯试验、泌尿系统 B 超等检查，以明确血尿的部位和原因。

(8) 白细胞：正常尿液中含有少量的白细胞，如果含有大量的白细胞，则说明泌尿道有感染性疾病，如尿道炎、膀胱炎、肾盂肾炎等。

(9) 上皮细胞：一般情况下，尿沉渣中可检出 3 类上皮细胞，即肾小管上皮细胞、移行上皮细胞和扁平上皮细胞。尿中少量上皮细胞通常是细胞新老更替的生理现象。如果上皮细胞数量明显增加或形态出现异常，常提示上皮细胞来源部位发生病变或肿瘤。

(10) 葡萄糖：正常尿液中含有微量的葡萄糖，范围为 0.1～0.3 g，最高不可超过 0.9 g，检查应呈阴性；在血糖超过肾糖阈或肾糖阈降低时，便产生葡萄糖尿，提示可能有糖尿病、肾病或甲状腺功能亢进等疾病。

（11）亚硝酸盐：新鲜尿中亚硝酸盐呈阴性，阳性则提示有尿路感染。如标本放置过久或有细菌生长繁殖可呈假阳性。

（12）胆红素：胆红素是由衰老红细胞被破坏后的血红蛋白产生的。在阻塞性黄疸或肝细胞性黄疸，血液中滞留过多的直接胆红素排至尿中。溶血性黄疸时的间接胆红素不能通过肾脏排至尿中。阳性见于：阻塞性黄疸、胆石症、胆道肿瘤、胰腺肿瘤、肝硬变、肝炎等。

（13）尿胆原：尿胆原是无色的，在体外容易被氧化变为褐色的尿胆素，因此也把两者合称为尿胆素体。阳性见于溶血性贫血、疟疾、严重烧伤所致黄疸和肝细胞严重受损。由于尿中尿胆原的排出量受多种因素的影响，变动很大，所以只有明显增高或缺如时，才有明确的临床意义。

（14）维生素 C：尿液中维生素 C 的含量＞0.6 mmol/L 时，会对上述各项检测结果产生影响，出现假阳性或假阴性反应。

（庹素馨）

## 24.

## 如何正确留取尿液化验标本

尿液检查是看病就医时最常规的化验项目之一。大部分人觉得尿液标本简单易得，忽略了实际操作中的小细节，进而导致检验结果有偏差甚至无法进行，延误诊断和治疗时机或者造成不必要的麻烦。

要想正确留取尿液标本，首先要知道尿液存在的意义。众所周知，尿液由血液流经肾脏产生，通过输尿管、膀胱、尿道排出，是帮身体排泄废物的。其实不仅如此，尿液与血液、全身器官组织都密切相关，在调节体内水、电解质和酸碱平衡中都发挥重要作用。因此尿液的组成和性状不仅与泌尿系统疾病相关，还可以反映机体代谢情况和各系统的功能状态。

那么，如何正确留取尿液化验标本呢？

首先，尿液检查的标本以清晨第1次尿为佳。这是因为夜间摄入水分少，保证了尿液处于浓缩状态，且不受摄入食物影响，容易检查出尿中的各种有形成分。同时，检查起床活动之前的晨尿，避免了运动后蛋白尿的干扰，保证了化验的准确性。按照尿液排出的先后顺序，将尿液分为前段、中段、后段。不管是留取晨尿或随机尿，都以中段尿为宜。因前段尿和后段尿容易被污染。女性应避开经期，清洗外阴，勿混进白带和血液；男性患者不要混入前列腺液、精液等。同时应注意不可将粪便混于尿标本中，以防粪便中的微生物使尿液变质。

其次，尿标本必须新鲜、清洁。因为尿液停放几小时后，白细胞即可破坏而脓尿消失，葡萄糖被细菌分解、管型破坏、细胞溶解等问题均可出现，会影响检查结果的准确性。所以，门诊病人在家里留取尿液标本时，也要尽量保证1小时内送检。取尿液应使用清洁干燥的容器，以医院提供的一次性尿杯和尿试管为好。用于常规检验的尿量应取10 ml左右，尽快送检。

最后，还需要注意饮食、体位（起立或卧位）、运动、药物等都会影响检查结果。服用大量维生素C后，即使存在尿糖也可能呈阴性，因此，检查前要避免服用大量维生素C。剧烈运动之后，蛋白、潜血反应可呈阳性，因此，去医院前不要进行长跑等运动。另外，使用抗菌药物后，也可影响检查的准确性。因此，留取尿培养标本时，最好在应用抗生素之前。最好多次反复检查，才能更准确地指导用药。

这些看似简单的细节只要稍加注意，可能为您提供最真实的化验检查结果，为您省去就医过程中很多不必要的麻烦。

（庹素馨）

# 25.

# 如何留取24小时尿液标本

相对于单次尿液标本,有时候为了检测尿液中某些成分在一整天内的排泄总量,医生需要患者留取24小时的尿液。常见的需要留取24小时尿液标本的化验项目有:尿蛋白定量、尿糖定量、尿肌酐、尿肌酸、尿钾、钠、氯等。由于门诊患者需要在家中自行留取标本,所以掌握留取24小时尿液标本的方法尤其重要。

## 25.1 具体的步骤

(1) 凭检验单在医院检验科取标本管和防腐剂。请准备容量>3 000 ml的清洁有盖容器(有刻度者更佳)。

(2) 留取标本的当天,晨起后排空第1次尿液后开始计时(如晨7点)。此次尿液丢弃;其后的24小时内所有尿液均放入准备好的容器中,直至次日晨7点。

(3) 某些特殊化验需在尿中添加防腐剂或药物。应当在容器中留有第1次尿液后,将防腐剂加入容器内,轻轻混摇。

(4) 留取结束后将所有尿液搅匀,用干净的量杯量24小时尿液总量。没有量杯的可以用秤称一下(500 g大约是500 ml)。准确记录下尿液的总量。从容器中取5～10 ml放入标本管,尽快送检(不超过1小时)。

## 25.2 需要注意的问题

(1) 如果在这24小时之内排大便,应强调先解小便收集,然后再大解。小量尿液亦不要遗漏。

(2) 避免标本污染,避开日光照射放置阴凉处。成年女性留尿时避开月经期。

(3) 测定尿17-羟类固醇、17-酮类固醇、秀草扁桃酸(VMA)时，应在留取标本前两天停服带色素的药物，避免影响结果。

### 25.3 常用的防腐剂

(1) 浓盐酸：盐酸使尿液保持酸性，阻止细菌繁殖，同时防止一些化学物质因尿液碱化而分解。通常用量为0.5～1.0 ml浓盐酸/100 ml尿液，适用于24小时尿儿茶酚胺、VMA、17-羟皮质类固醇和17-酮类固醇等定量测定。

(2) 甲苯：甲苯可在尿液表面形成薄膜，防止细菌繁殖。用量为1.0～2.0 ml甲苯/100 ml尿液，适用于尿肌酐、尿糖、蛋白质、丙酮等生化项目的测定。

(3) 冰醋酸：用量5～10 ml冰醋酸/24小时尿液，适用于24小时尿醛固酮测定。

(4) 麝香草酚可抑制细菌生长，用量为0.1 g麝香草酚/100 ml尿液。用10%的麝香草酚异丙醇溶液可增加麝香草酚的溶解量，达到抑菌及保护代谢物的作用，适用于尿钾、钠、钙、氨基酸、糖、尿胆原、胆红素等测定。

(庹素馨)

## 26.

## 留取尿液细菌培养标本需要注意什么

尿路感染是尿路内大量微生物繁殖而引起的尿路炎症，是临床常见疾病。对于多数尿路感染患者，临床医生根据临床经验给予治疗后均能得到有效治愈。但一些复杂性尿路感染、反复发作患者需要进行尿培养，然后根据培养结果，针对致病菌选择敏感抗生素进行治疗，达到较好的治疗效果。

尿培养是指对正常尿液里的细菌进行培养。有尿路感染症状者，尿培养结果菌落计数$>10^5$/ml 有临床意义。对于一些无明显临床症状的患者，两次尿培养结果菌落计数$>10^5$/ml 且为同一菌株或一次尿培养结果菌落计数$>10^5$/ml 且尿沉渣中白细胞$>10$ 个/HP 即可诊断。进行尿培养的关键在于取清洁尿液，排尿过程中的中段尿液是临床常用的培养标本。此方法无创且操作方便，患者易于接受。但因为其采集过程中存在一些污染原因，细菌学检查结果受外界多种因素影响，假阳性率高。对于排尿困难的患者或者年龄较小的儿童，可采取导尿法直接留取标本送培养。无菌尿袋法是较常见的尿液标本留取方法，尤其适用于婴儿，但污染风险高。膀胱穿刺法是采集尿液标本的金标准，其培养准确率可达 99%，但有一定创伤且操作难度较大。

留取尿液细菌培养标本过程中需要注意的问题包括：

（1）留取标本前一天晚上尽量少饮水，以保证尿液在膀胱内停留 6～8 小时。

（2）留取中段尿前清洗外阴[有条件者可用 1∶1 000 苯扎溴铵（新洁尔灭）棉球冲洗尿道口及周围组织]，用预先准备好的无菌容器收集中段尿液。由无菌容器倒入无菌试管内，盖好试管盖，尽快送检。

（3）整个操作过程严格要求无菌技术操作，尤其是手或外阴不能触及无菌杯口及内面和试管、盖子，这样留取的标本合格率高。

（4）女性避开月经期，避免白带污染。男性避免前列腺液或者精液污染。

（5）在静脉使用抗生素之前或者停药 3～5 天后留取尿液送检细菌培养，有条件者应反复多次留取以保证化验的准确性。

尿培养标本的收集过程中导致标本不合格或者发生假阳性的因素很多，主要包括无菌操作不严格、标本送检不及时及送检过程中被污染等原因。针对不同的患者，应选择不同的尿液培养方式来提高标本的准确性。对于住院患者，应该提高护理人员的操作规范，并组织进行培训，提高医务工作者的责任心。对门诊患者，应对其本人及家属进行个性化指导。

（庹素馨）



## 27. 血肌酐、尿素升高有什么意义

门诊经常有患者问：医生，我怀疑肾不好，能给我做个检查么？除了尿检和泌尿系统B超外，医生通常还会给这些患者开具肾功能的验血检查。其中，血肌酐和尿素是常见的评价肾功能好坏的重要指标。作为患者，该如何正确看化验单中的血肌酐和尿素呢？

血肌酐(Scr)和尿素都是反映肾小球滤过功能的指标。血肌酐一般认为是内生血肌酐，内生肌酐是人体肌肉代谢的产物。肌肉中的肌酸形成肌酐，再释放入血，最后经肾脏随尿液排除。血肌酐是小分子物质，可以通过肾小球滤过，不经肾小管吸收，最后全部随尿排出。因此，当肾小球功能受到损伤时，血中肌酐不能滤过肾小球排出体外，血中检测的血肌酐就会升高。血肌酐的正常值范围根据每个医院检验科的检测方法不同而略有不同，这就是相同的肌酐数值在不同医院代表的意义不同的原因。一般来说血肌酐正常值标准为：44～133 μmol/L(0.8～1.5mg/dl)，男性为53～106 μmol/L(0.6～1.2 mg/dl)，女性为44～97 μmol/L(0.5～1.1 mg/dl)。简单的判断，当血肌酐超过133 μmol/L时意味着肾功能损伤，且血肌酐数值与肾小球滤过功能呈反比关系，血肌酐的数值越高，肾脏功能越差。无论急性还是慢性肾功能损伤均会导致血肌酐升高。另外，因为肌肉代谢的原因，在一些肌肉发达的健美人士中，血肌酐也会升高，这属于正常现象。

除血肌酐外，尿素也是平时评价肾功能损伤的常用指标。细心的患者可以发现有的医院检测的是尿素，而有的医院是检测尿素氮（BUN）。以往是通过测定尿素中的氮含量来反映尿素浓度，而今大部分医院改为直接测定尿素浓度。两者存在检测方法的不同，但是其意义相似，可以通过公式相互换算。就肾功能而言，用尿素表示比用尿素氮表示更能反映实际情况。正常成人空腹尿素范围为2.86～8.82 mmol/L，和血肌酐一样，正常情况下，尿素可经尿液排出体外，当肾小球滤过功能受损时，尿素同样也会升高。这里需要注意的是，人的肾脏代谢功能很强大，一个肾脏功能损伤时仍可保证正常的代谢，所以当肾小球滤过率下降到正常的40%以上，尿素和血肌酐才开始迅速上升，所以在肾功能减退早期，血肌酐和尿素都可能是正常的。和血肌酐不同，尿素比较容易受其他代谢相关因素的影响，当大量进食肉类、感染、消化道大量出血时，都可以引起尿素升高。

临床上反映肾功能的指标有很多，但平常人们最关注的肾功能检查还是血肌酐和尿素，这两个指标都是反映肾小球滤过功能的。它们升高得越快，肾功能损伤的越严重。不同的是，慢性肾衰竭时，血肌酐和尿素会一直升高，不会降至正常；而急性肾衰竭患者，当急性因素纠正，肾功能恢复后，血肌酐和尿素也会下降至正常范围。不管如何，当我们发现血肌酐和尿素升高时，都应尽快就诊，在排除人体肌肉含量、饮食、有无肠道出血等因素后，考虑有无肾功能的损伤。

（卞蓉蓉）

## 28.

## 血肌酐低于正常值是病吗

小张在单位常规体检时发现了血肌酐56 μmol/L，比正常值下限

62 μmol/L 偏低了一些，体检报告建议肾内科门诊随诊。小张拿着体检报告单来到门诊咨询，医生在询问了相关病史后，告诉小张身体没有大碍，定期复查即可。那么，血肌酐低于正常值是病么？

首先，我们来了解一下血肌酐是什么？血液中的肌酐有两个来源：身体肌肉肌酸代谢的产物入血形成的为内生肌酐，每天的分解量相对恒定，几乎都经肾小球滤过随尿排出体外。除此之外，人们从食物中吃入的蛋白质（特别是瘦肉）经消化由肠道吸收形成的外源性肌酐也会影响血肌酐的测定值。但血肌酐受食物影响并不大，因此，血肌酐值应该在一个正常的范围内上下波动。当血中肌酐测定值高于正常时，证明代谢排泄过程出现问题，最可能是肾脏功能损伤了，很容易引起大家的重视。

血肌酐低于正常值的话，需要考虑以下几点：①饮食方面：长期素食、营养不良的人肌肉含量少，测出的血肌酐数值自然会低于正常值。②低代谢患者：高龄患者或存在甲状腺功能减退的患者，也包括长期缺乏锻炼，身体处于低代谢的人群，肌肉含量少，都会导致血肌酐降低。③肌营养不良、肌肉萎缩、贫血、重度充血性心力衰竭、白血病、尿崩症的状态下，血肌酐都有可能会降低。大多数情况下，血肌酐低于正常值对于判断肾功能好坏并没有太大意义，就像体检发现血肌酐偏低。如果血常规、尿常规、肝功能等其他检查均正常的话，并不能说肾脏或其他部位有问题。但是如果血肌酐为 0，意义就大不相同，说明肾功能严重受损。

需要强调的是，虽然在评估肾功能方面血肌酐是最常用的指标，也是健康体检的必检项目，但是在评估早期肾脏病方面，血肌酐并不灵敏。许多接受检查的人员看到自己的血肌酐值在正常范围，便认为自己的肾功能完全正常。这种观点是错误的，当人体肾脏的大部分遭受病理损伤，肾小球滤过率下降比例较大（超过 50%）时，此时血肌酐才逐渐上升。

所以说，血肌酐的测定值通常在一定的范围，偏高或偏低都应该予以重视。血肌酐升高常见于肾功能损伤。当血肌酐低于正常值时，常见于高龄、素食、肌肉含量少、营养不良等情况，并不能一味地认为血肌酐低就是病。总而言之，当我们发现包括血肌酐在内的任何化验指标有异常时，都应该及时就诊，才能得到正确的治疗。

（卞蓉蓉）

# 29.

## 目前主要根据什么指标评价肾功能

作为肾内科医生，我们经常需要跟患者解释肾功能的评价指标有哪些，肾功能的化验单该如何看？目前，评价肾功能的指标主要有：测量肾小球滤过率（mGFR）、估算肾小球滤过率（eGFR）、尿素氮、血肌酐、半胱氨酸蛋白酶抑制剂 C（Cystatin C）。

长期以来，尿素氮和血肌酐是目前最常用评价肾功能的指标，但是它们缺乏足够的敏感度。如尿素氮常受饮食（进食高蛋白食物、高热、败血症、胃肠道出血）等很多因素的影响，不能单独以此评价肾功能。血肌酐并不能发现早期的肾脏病，当肾功能损害程度达 40％以上时，血肌酐才会迅速上升。同时血肌酐还受年龄、性别、种族等影响较大，换句话说，血肌酐相同的男女老少的肾功能并不完全一样。一般情况下，血肌酐的正常范围是 44～133 μmol/L，男性为 53～106 μmol/L，女性为44～97 μmol/L。需要提醒患者的是血肌酐偏低通常没有临床意义，常见于高龄、素食、贫血、肌萎缩、尿崩症等情况。

无论在疾病还是正常人群中，肾小球滤过率（GFR）都是评价肾功能最精确的指标，也是慢性肾脏病根据 GFR 的数值分为 5 期（表 4）。GFR 是指单位时间内经肾小球滤过的超滤液量，其本质为平均单个肾小球的滤过率与肾小球总数的乘积。GFR 分为测量 GFR（mGFR）和估算 GFR（eGFR），mGFR 是通过一些滤过标志物（菊粉、肌酐、碘海醇等）测量所得，而 eGFR 是结合患者血肌酐水平、性别、年龄等通过公式计算获得的，常用的公式有 CKD－EPI 和 MDRD。因此，mGFR 比 eGFR 更为精确，但是因其测定存在一定难度，平时我们常用 eGFR 来估算肾小球滤过率。值得高兴的是，现在智能手机的广泛运用，我们可以在手机里下载关于 eGFR 估算的软件，只需要输入血肌酐、年龄即可大概估算 GFR，再予以分期，3 期以上的慢性肾脏病患者就要格外注意和监测自己的肾功能了。这里需要提醒患者，血肌酐和 GFR 并不是完全对应的，血肌酐正常不一定表明肾功能没有问题，一定要计算 GFR 的数值。



**表 4　慢性肾脏病分期**

| 分期 | 描述 | GFR[ml/(min·1.73m$^2$)] |
|---|---|---|
| 1 | 正常肾功能 | ≥90 |
| 2 | 肾功能轻度下降 | 60～89 |
| 3 | 肾功能中度降低 | 30～59 |
| 4 | 肾功能重度降低 | 15～29 |
| 5 | 肾衰竭 | ＜15 或透析 |

另外，细心的患者在看肾功能化验单的时候会发现 Cystatin C 这个指标，全称是“半胱氨酸蛋白酶抑制剂 C”，正常范围在 0.6～2.5 mg/L。它和 GFR 有更好的相关性，也就是说，当 GFR 下降时，Cystatin C 优于肌酐和尿素氮先上升。因为它不受年龄、性别、身高、肌肉、药物等外界因素影响，在血液中水平恒定，肾小球又是它的唯一滤过器官。目前认为它是评估 GFR 及肾功能良好的内源性指标。

综上所述，尿素氮、血肌酐、肾小球滤过率、Cystatin C 都是评价肾功能的指标，其中尿素氮和肌酐是最简单最常用的指标，GFR 是最精确的指标，常用 eGFR 估算肾小球滤过率，而 Cystatin C 是较敏感且特异的指标。肾脏病就像是“无形的杀手”，早期不易发现，所以无论发现哪一个指标不正常，都应该及时去医院寻求医生的帮助，以免耽误治疗。

（卞蓉蓉）

# 30.

# 肾脏超声检查重要吗

超声检查具有无创、检查方便、可重复性强、费用低等特点。近年来肾脏超声检查已成为医生在肾脏病的诊断中最常用的检查方式之一。通过肾脏超声检查能准确获得肾脏的形态，进而判断有无先天畸形，同时能准确发现肾脏有无囊性病变、有无肿瘤、有无结石等疾病存在，超声检查还可以了解肾移植术后肾脏的情况。

肾囊肿是一种退行性病变，随着年龄增大，其发病率、囊肿数量及大小均有增加趋势。超声检查对肾囊肿的检出率高，同时还能观察肾囊肿的数量、大小、形态、囊内情况、囊肿与周围组织关系，从而避免昂贵的CT检查和具有一定损伤的肾动脉造影检查。对于＞5 cm的肾囊肿在超声引导下进行囊肿穿刺抽液及硬化治疗后，治愈率可高达98%以上，且术中仅需局麻。手术费用低，患者无痛苦，术后恢复快。

肾肿瘤约95%是恶性的，良性的很少见。为了减少这种疾病恶化，最好的方法就是早期发现并治疗。定期行肾脏超声检查可早期发现肾脏病变。对少数超声检查不能确定肿瘤良、恶性者，可进一步在超声引导下穿刺作细胞学或组织学检查来确定肿瘤性质。对肾脏恶性肿瘤可在超声引导下行射频消融、激光等微创治疗去除肿瘤病灶。

肾结石是泌尿系统的常见病，会直接影响肾功能，危害很大。超声检查对肾结石的诊断具有重要意义，尤其对X线不能检出的阴性结石或骨骼重叠、胃肠道气体及粪便掩盖的结石，超声检查中都可清晰显示。肾脏超声检查还能清晰地显示结石的大小、数量和位置，为进一步治疗提供依据。如肾结石引起梗阻，导致肾积水，可在超声引导下行肾盂穿刺造瘘引流，解除梗阻，保护肾功能。

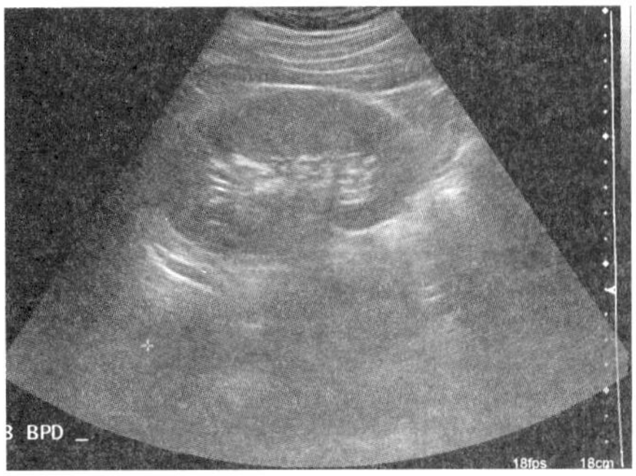


正常肾脏超声影像

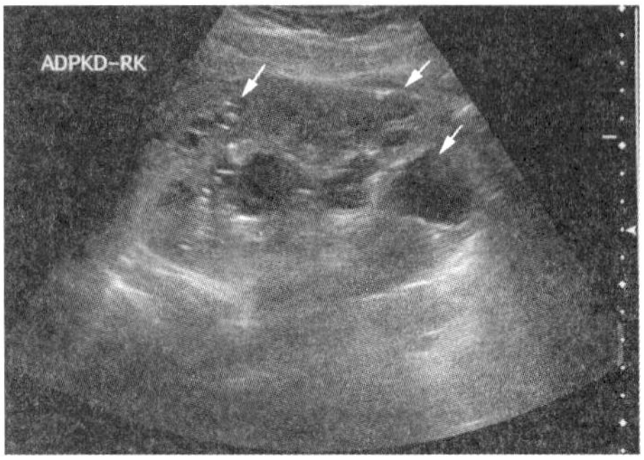


箭头所示为肾囊肿

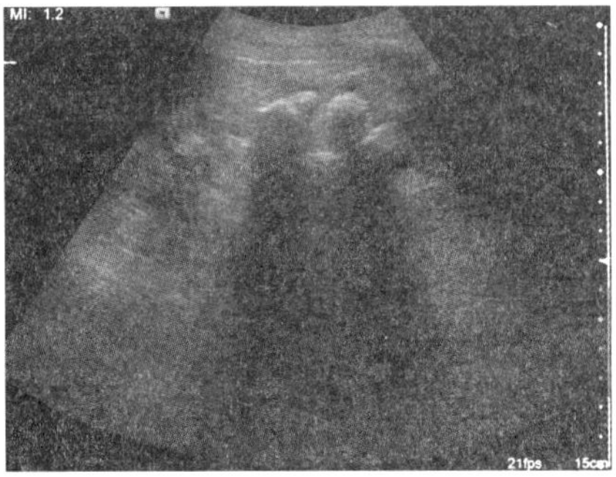

肾结石声像图

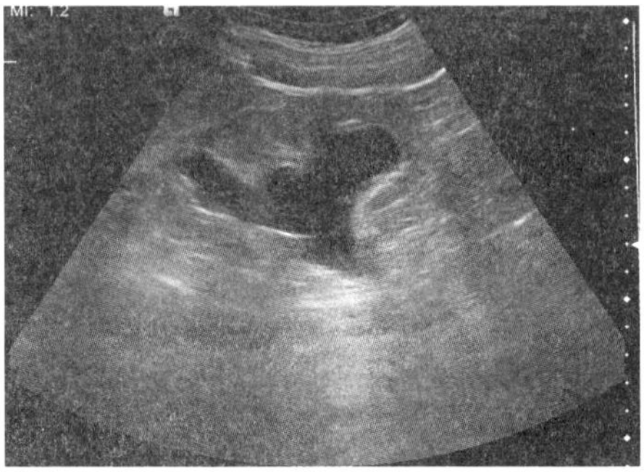

肾结石引起梗阻，导致肾积水

肾移植术是治疗终末期肾脏病的一种有效方法。移植肾并发症是判断手术成功率及预后的关键。超声作为无创的形态学和血流动力学检查手段，可对移植肾大小、形态、组织结构、动静脉血流情况进行监测，并具有无创、简便、迅速、无禁忌证、适宜床边检查、易于重复动态观测等特有优势。因此，超声检查是目前临床评估移植肾解剖结构及血管并发症的首选方法。

目前，诊断肾动脉狭窄的金标准为选择性肾动脉造影，但因其有创性，检查费用昂贵，并有可能引起对比剂肾脏病而不适合作为肾动脉狭窄的筛查方法；CT 血管成像同样因较昂贵并存在辐射剂量较大及有可能引起对比剂肾脏病等问题而临床应用受限；多普勒超声检查是无创性的，且无电离辐射的影像学检查方法，因此也是目前肾动脉狭窄的首选影像学筛查方法。

胡桃夹综合征又称左肾静脉受压综合征，指左肾静脉在腹主动脉和肠系膜上动脉之间受压回流受阻，引起血尿、腹痛和精索静脉曲张等一系列临床表现。彩色多普勒超声检查不仅能动态观察受压静脉的形态、结构变化，还能了解其血流动力学变化，检查方法简单，无创伤，可重复检查，是胡桃夹综合征首选的诊断方法。

综上所述，肾脏超声检查能够提高肾脏病的检出率，真正做到早发现、早诊断。肾脏超声检查具有无创、简便、可重复性强、费用低等优点，现已成为大多数肾脏病的首选诊断方法。近年来超声介入在肾囊肿、肾肿瘤的微创治疗中也获得了良好疗效。

（汤孟君）

## 31. 放射性核素肾图检查的作用是什么



血肌酐、尿素、肾小球滤过率等肾功能评估指标都是对肾功能的总体评价，但在某些情况下，需要对分肾功能，也就是两个肾脏功能分别进行评估。在这种情况下，除了以上评估检查外，患者还需要做放射性核素肾图检查。

老王近期因腰痛、血尿就诊，做了尿常规、泌尿系统B超等检查，B超提示“右侧肾盂积水”。为进一步诊治，医生还给老王做了CT、放射性核素肾图等检查。老王不解，做了CT了，为什么还要给我做放射性核素肾图这个检查呢？

放射性核素肾图检查的原理是：静脉注射放射性核素$^{131}$碘-邻碘马尿酸钠（OIH）后，肾脏能迅速积聚、分泌、排泄。同时用放射性核素探测仪及记录仪进行动态记录左、右肾的放射强弱曲线图，从曲线可以得知OIH在肾内的聚集和排出情况。曲线上升的高度和速度主要反映有效肾血浆流量和肾小管上皮细胞的功能；曲线下降的速率主要反映尿流量的多少和包括肾小管在内的上尿路通畅情况。

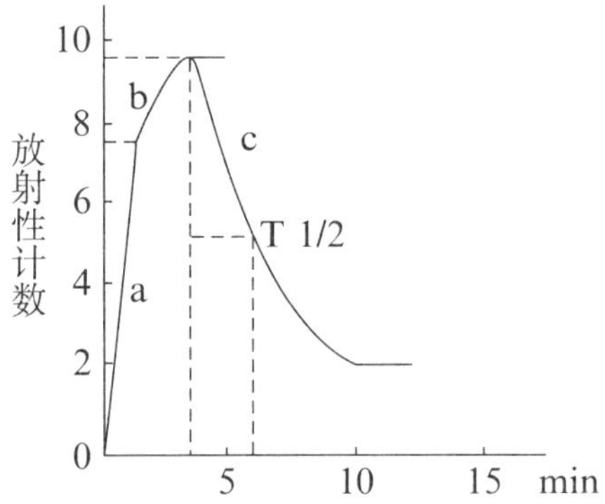

正常的肾图曲线

那么如何看一张肾图呢，正常肾图曲线分为 a、b、c 3 段（左图）。静脉注射 OIH 后 10 秒左右出现陡然上升的 a 段，反映肾血流灌注的情况；b 段是继 a 段之后的缓慢上升段，高峰时多在 2～3 分钟，主要反映肾功能和肾血流量；c 段为达到峰值后的下降段，正常时呈指数规律下降，其下降快慢与尿流量和尿路通畅程度有关，在尿路通畅情况下也反映肾功能。两侧肾图的形态和高度基本相似。

不同的疾病情况，肾图的曲线形态也是不同的。异常肾图分：①无功能型：a 段较健侧低 30％以上，不见 b 段上升，只见放射性逐渐下降，且一直比健侧同期放射性低，示肾无功能、功能极差或肾缺如。②排出不良型：整个图形呈不对称的抛物线状，b 段上升正常或缓慢，c 段下降明显延迟，c 1/2＞8 分钟，甚至 15 分钟。此型肾图可能是上尿路梗阻、急性肾炎、脱水或肾缺血，应结合临床进行分析。③肾功能受损型：a 段有不同程度的减低，b 段不同程度的上升缓慢，峰时一般＞4～5 分钟，c 段下降延缓，c 1/2＞8 分钟，15 分钟残留率＞50％。受损严重时不见明显的 b、c 段，而呈低水平线。肾脏指数（RI）值在 30％～45％者属轻度受损，20％～30％属中度受损，20％以下为严重受损。老王的肾图结果提示右肾排出不良，左肾正常，最后结合其他检查，确诊为“右肾结石”，导致了肾盂积水。经手术等治疗后，肾功能恢复出院了。

结合老王的病例，我们知道了放射性核素肾图在临床上主要应用于以下情况：①了解总肾功能（由两侧肾脏指数中较大的那个数值来反映）。②了解分侧的肾功能。③两侧肾功能（包括供血状态）有无显著性差异。④了解分侧上尿路通畅情况。⑤上腹部肿物与肾脏的鉴别论断。

既然放射性核素肾图主要依靠放射性核素在体内代谢的情况获得，那么放射性核素对于人体到底有没有伤害？OIH 对于人体的放射损害极小，患者一次检查接收的辐射量远远小于一次胸片检查（X 线）的辐射量还要小。因此，可以放心地接受该检查。

放射性核素肾图也是肾内科评估肾功能的主要检查之一，主要用于肾血流、判断分侧肾功能、了解上尿路梗阻情况等。但它并不能显示肾脏结构变化，不能帮助病因诊断。

（卞蓉蓉）

## 32.

## 肾活检病理学检查有什么价值

肾活检病理学是用不同的方法取出一点活体肾组织进行病理检查，从而研究肾脏病发生的原因、发生机制、发展规律及疾病过程中机体的组织形态结构、功能代谢变化和病变转归的一门医学课程，是肾脏病理学的一个重要组成部份，也是病理学的一个重要分支。经皮肾活检术不仅用于原位肾或移植肾的病理分型诊断，而且有助于进一步了解疾病的发生、发展及转归，为指导治疗及判断预后提供更多信息。

（吴　俊）

## 33.

## 哪些情况需要做肾活检

当患者出现下列情况时，需要行肾活检。

（1）伴或不伴肾功能不全的发作期肾病综合征。

（2）伴或不伴肾功能不全的肾炎综合征，包括伴或不伴有蛋白尿的肾小球性血尿者。

（3）确定为弥慢性肾单位疾病所致的各类持续性无症状的尿检异常。

（4）非肾后性因素所致慢性肾衰竭且肾体积不完全萎缩时（B超测肾脏长径＞8 cm）。

（5）非单纯肾后性因素引起急性肾衰竭。

（6）急进性肾炎综合征。

（7）移植肾所出现的各类非外科因素导致的移植肾功能不全、功能延迟恢复、肾小管坏死、环孢素肾毒性、慢性排斥反应及复发性疾病。

（吴　俊）

## 34.

## 哪些情况不能做肾活检

具有肾活检适应证的患者如伴有严重出血性疾病或显著出血倾向（包括伴出血倾向的血小板增多症患者及伴凝血功能障碍的严重血小板减低症（$<50\times10^9/L$）者，应视为肾活检的绝对禁忌证。

肾活检的相对禁忌证包括：孤立肾、活动性肾脏感染性疾病、肾盂肾炎、肾脓肿、肾血管瘤、肾盂积水、未能控制的高血压或低血压、严重的贫血、尿毒症、较大的肾脏肿瘤、合并囊性肾病、精神疾病不能合作者。

（吴　俊）

# 35.

## 肾活检术前需要做哪些准备

患者在肾活检术前需要做以下准备工作：

（1）明确肾活检适应证后，应向患者解释肾活检的必要性及安全性，并简要说明操作过程，消除其顾虑，争取最佳配合。

（2）同时向患者及其亲人或监护人说明肾活检可能引起的各类并发症，解释交代相关注意事项，必须签署知情同意书。

（3）术前检查包括两次以上的血压测定，已有高血压者积极控制高血压；仔细检查全身皮肤、黏膜出血倾向及所选择进针部位的局部皮肤，多体毛者应以常规备皮处理；完善血常规、出血时间、凝血时间（试管法）、凝血酶原时间、血块收缩时间及血浆纤维蛋白原浓度等出凝血功能的常规检查项目。需要强调的是，出凝血功能的检查是术前检查的重点。

（4）术前已用抗凝治疗者应停用抗凝药物至少达 3 天以上。

（5）术前进行双肾 B 超检查以了解穿刺部位处所观察到的肾脏图象及进针途径。

（6）要求受检患者术前 12～24 小时内排便。

（7）术前无任何原因引起的剧烈性咳嗽、腹痛，腹泻。

（8）女性患者非急诊肾活检应尽量避开行经期。

（9）严重肾衰竭患者术前应进行加强透析，术前血压应控制在理想范围。

（10）焦虑者及不能合作者可酌情应用镇静剂；预计发生出血性并发症可能性较大的患者术前使用维生素 K 等促凝药物治疗。

（吴　俊）

# 36. 肾活检术后需要注意什么

## 36.1 肾活检术后的护理

(1) 肾穿刺术后敷料包扎伤口,敷以纱布,胶布固定。

(2) 用手(或手指)在进针的体表部位施压。自体肾活检者通常用手掌施压2～3分钟,而移植肾活检者术后均应采用手指或大鱼际部压迫穿刺点10分钟,这对于移植肾肾活检术后的护理来说特别重要。

(3) 将患者送回病房后小心平移至病床上,术后患者采取平卧状态,严格腰部制动4小时(四肢可放松及缓慢小幅度活动,而严禁翻身及扭转腰部)。自体肾活检术后要求患者卧床24小时,移植肾活检术后要求患者卧床8～12小时。

(4) 术后6小时内应常规监测血压、脉搏、尿色、皮肤血色、出汗情况、腰腹部症状及体征。

(5) 出现血压下降或肉眼血尿时应反复查血常规及红细胞压积,腰腹部疼痛显著者应作B超检查。

(6) 避免或及时处理便秘、腹泻及剧烈咳嗽。术后3周内禁止猛烈体力活动。

(7) 术后不宜过早下床活动。1周内应避免做腰部扭动较大的动作,如骤然下床等,否则容易发生迟发性出血。

## 36.2 肾活检术后的并发症及处理

肾活检的重要并发症是术后肾脏出血,包括血尿及肾周血肿,严重者可致患者死亡。防止出血性并发症的关键在于术前对凝血功能的筛查。血肌酐水平、术中及术后的高血压,甚至原发病类型(如IgA肾病、糖尿病、淀粉样变)与出血性并发症的发生有密切关联。少部分病人可能于术后3～10天出现出血性并发症,这类出血与血栓脱落或(和)术后护理不妥当相关。其他的常见并发症有尿潴留、腰痛及不适、肾脏内动静脉瘘形成。极少见的并发症有感染、误伤及其他脏器。下面简单介绍一下肾活检术后常见并发症。

(1) 血尿:绝大多数患者术后都有镜下血尿,而肉眼血尿的发生率较低。多数肉眼血尿发生在术后第1次小便,3～5次排尿后尿色逐渐转清,一般不超过2天。少部分在术后3～12天还会发生迟发性肉眼血尿。

(2) 肾周血肿:肾周血肿在肾活检术后也较常见,多为小血肿。临床上常表现为肾活检3～5天后出现的低热、腰痛,经B超检查证实。肾周小血肿卧床休息可自行吸收消散,无后遗症。较大的血肿可在3个月内吸收。

(3) 大出血:对于极端少数严重肉眼血尿患者应采取积极的止血措施,包括持续静脉泵入垂体后叶素、肌注或皮下注射血凝酶(立止血)及静脉输注维生素$K_1$等,但不主张使用容易形成血凝块的凝血药物。当患者血细胞压积下降超过6%或血红蛋白下降20 g/L以上或血流动力学不稳定,必须静脉补充液体,维持正常的血液循环和较多的尿液排出,以保持泌尿道通畅,防止血凝块堵塞泌尿道。如血细胞比容及血红蛋白继续下降,则应及时输血,选择性肾动脉造影介入栓塞,必要时做外科手术以控制活动性大出血。严重的肾周大血肿处理类似严重的肉眼血尿患者。

(4) 尿潴留:术后部分患者因为情绪紧张而出现尿潴留,以致需要协助排尿及采用导尿措施排尿。发生明显肉眼血尿,且尿中出现较多血凝块者,容易尿路梗阻导致严重的尿潴留。后者应采取经皮膀胱穿刺导尿或三腔导尿管导尿反复冲洗膀胱,至患者出血终止为止。

(5) 动静脉瘘:肾活检后无法解释的高血压,移植肾受者的活检部位通常可闻及血管性杂音应考虑动静脉瘘,多普勒B超检查或肾动脉造影可确诊。多数患者能在1～2年内自行吸收,严重者可在选择性动脉造影时采用栓塞治疗。

(6) 肾周疼痛：多为轻度钝痛，较长时间、较剧烈的疼痛可能系血肿扩大和(或)尿路梗阻。对于术后出现剧烈疼痛的患者，或不伴肾周痛而出现双下肢内侧疼痛(或腹痛)，且同时出现自汗严重者，应严密观察血压及心率变化并及时测定血细胞比容及血红蛋白浓度，确定有严重出血时应及时处理。

(吴　俊)



# 37. 肾病综合征能治好吗

正常的肾脏类似于一只筛子，筛孔的大小和性质(带负电荷)保证了血液中的蛋白质和各种血细胞因为分子量较大或带负电荷(如白蛋白)不能通过“筛孔”而保留下来。而废物和多余的水分子量小，可以从“筛子”中漏出，最终随尿液排出体外。肾病综合征患者由于各种肾脏病变导致“筛子”破损，本应被肾脏拦在体内的蛋白质和其他一些大分子物质漏到尿液中丢失。因此肾病综合征患者的共同点是“三高一低”：大量蛋白尿——每天尿液中丢失的蛋白质超过 3.5 g(正常人尿液中蛋白质不应超过 0.15～0.3 g)；血中的白蛋白低于 30 g/L(正常人应＞35 g/L)；水分外渗到血管外等多种因素导致高度水肿；从体内丢失的蛋白质包括调节、运输血脂的蛋白质，所以患者还会出现以胆固醇增高为主的高脂血症。从肾病综合征的发病机制中可以看出，凡是损伤到“筛孔”的疾病都可以出现蛋白漏出，最终表现出“三高一低”的类似病变。因此，肾病综合征实际上是临床表现相似的一大类原发性和继发性肾小球疾病。原发性肾小球疾病中儿童和青少年最常见的是微小病变性肾病，而老年人最常见的是膜性肾病，其他较为常见的病因还有局灶节段硬化性肾炎

(FSGS)、系膜增殖性肾炎、膜增殖性肾炎等；而有些全身疾病如糖尿病、系统性红斑狼疮、肿瘤、慢性感染甚至药物(如青霉胺、非甾体类消炎药等)都有可能导致肾病综合征。由此可以得知，肾病综合征是一种同病不同命的复杂疾病，疾病的病情轻重、病变特点各不相同，因此最终的结局也大相径庭。有些未经治疗就可自行痊愈，如部分膜性肾病；有些对治疗的反应较好，仅仅需要糖皮质激素治疗(如泼尼松)就可以达到临床治愈，如大部分的微小病变性肾病；有些治好后却反复发作，如部分微小病变性肾病和膜性肾病；而有些即使经过积极治疗仍不易控制，如部分FSGS。

肾病综合征能否被治愈，取决于许多因素，最主要的是疾病本身的种类和是否得到了及时有效的治疗。因此，肾病综合征治疗的首要任务是搞清楚真正的“罪魁祸首”是哪种肾脏病，才能根据病因进行有针对性的治疗。肾脏穿刺活检是目前确定肾病综合征真正病因的唯一方法，也是肾脏内科的常规操作检查之一。医生在严格掌握适应证的情况下绝大多数都是安全的，患者不必因为过度担心不愿肾穿刺而错失了治疗良机。肾病综合征最常用治疗药物是糖皮质激素，是人体内存在的、由肾上腺皮质分泌的一种激素。激素类药物包括泼尼松、泼尼松龙和地塞米松等，有抗炎、抗过敏和抑制免疫等作用，是肾脏科医生最有力的武器之一。其他治疗药物包括肾素-血管紧张素系统阻滞剂(ACEI/ARB类药物)、免疫抑制剂等，应根据肾穿刺活检确定病理类型后权衡利弊选用。辅以其他对症、支持治疗，大多数肾病综合征患者可达到临床治愈(完全缓解)或部分缓解。部分治疗效果不好的患者首先应首先考虑治疗是否正规、疗程是否足够、是否存在并发症(如高凝状态)等，针对这些影响疗效的因素进行治疗后，许多患者也可以取得良好疗效。仅有极少部分肾病综合征患者对于各种治疗措施或药物反应均不佳，病情持续进展，影响肾功能。

(李　林)

## 38.

## 肾病综合征一定要用激素治疗吗

激素即糖皮质激素，是由肾上腺皮质分泌的一种生理性激素，正常人每天分泌 10～20 mg 皮质醇（氢化可的松）。激素类药物包括泼尼松、泼尼松龙和地塞米松等，具有抗炎、抗过敏和抑制免疫等作用，是肾脏科医生最有力的武器之一。激素是肾病综合征最常用的治疗药物，但并不是所有肾病综合征都需要激素治疗，是否使用激素最终取决于肾病综合征的病因。对于继发性肾病综合征，最重要的是针对原发病进行治疗，再决定是否使用激素。如糖尿病肾脏病导致的肾病综合征首先是控制血糖、减轻肾脏损伤，使用激素会导致血糖进一步升高加重病情。又如乙肝相关性肾炎导致的肾病综合征，在肝炎活动期使用激素也可能导致肝炎难以控制；而另一些疾病可能在激素治疗基础上还需要加用其他免疫抑制剂，如狼疮性肾炎、血管炎导致的肾病综合征；而原发性肾病综合征可表现为多种病理类型，如微小病变肾病、系膜增生性肾炎、膜性肾病、膜增生性肾炎、局灶节段性肾小球硬化等，大多数需要激素或以激素为基础的免疫抑制治疗。如微小病变性肾病，约 90％的儿童患者单独使用激素治疗 2～4 周后蛋白尿即可获得控制，成人的有效率也高达 80％。而其他对激素不敏感的病理类型则需要激素联合其它免疫抑制剂联合治疗，多数也能取得良好疗效。

（李　林）

## 39.

## 长期服用激素应该注意哪些问题

长期服用激素如何才能最大限度地发挥作用而减少其副作用呢？

"足量""顿服""长程""缓减"是基本原则。"足量":一般按照体重,以临床激素首选药泼尼松为例,开始每天口服 1 mg/kg(每天最大剂量不超过 80 mg)的大剂量激素,以发挥最大程度的药效。"顿服":糖皮质激素分泌具有节律性,呈脉冲式,在下丘脑和垂体的调控下,每天清晨浓度达到高峰。每天早晨起床后一次性服药可将药物对下丘脑-垂体-肾上腺轴的抑制作用降至最低。"长程""缓减",就是说疗程宜长,减药应慢,决不能骤然停药,以免引起症状反跳。一般起效后按照每周 10%的速度减药。当减到较小剂量时,为了避免病情反复,则应放慢减药速度,一般可维持服药半年到 1 年,其后才考虑彻底停药。

激素的常见副作用包括:感染,水、钠储留,营养不良,心血管系统不良反应(高血压、高血脂等),消化性溃疡,肌肉骨骼系统不良反应(骨质疏松、股骨头坏死等),高血糖,中枢神经系统不良反应(失眠、精神异常等),白细胞增多,生殖系统不良反应(月经不调、生育力下降等),儿童生长发育迟缓等。为避免不良反应的发生应在用药的同时进行预防。如针对可能发生的骨质疏松应定期检测,并常规补充钙剂并应用活性维生素 $D_3$、双磷酸盐或降钙素。如足量激素治疗 3 个月肾病综合征仍不缓解则称为激素抵抗。可能的原因包括:存在感染、高凝状态等并发症;水肿、低蛋白、肝功能异常等导致激素吸收、运输和转化等下降;疾病本身的病理类型对激素反应差,如膜性肾病、膜增生性肾炎等。可根据肾活检病理结果,在激素治疗基础上加用环磷酰胺、环孢素 A 等其他免疫抑制剂。

患者要注意严格遵医嘱服药:正确、定时的服用药物,切忌擅自增减药量或停服、漏服药物;注意体液变化:要记录出入量,密切关注体重变化,预防电解质紊乱。注意避免胃肠道不适:少食多餐,避免食用刺激性大的食物。如有胃痛、黑便等现象,要及时通知医护人员。注意血糖、血压变化:定时监测血糖、血压变化,发现血糖有升高趋势时,减少含糖食物的摄入。使用降糖药后监测血糖,防止发生低血糖反应。血压升高时,遵医嘱服用降压药物,注意安全。注意骨质疏松的防治：除服用预防性药物外，增加含钙或高钙膳食的摄入，适当运动。防止发生感染：避免前往人稠密的地方，公共场所最好佩戴口罩。注意个人卫生清洁。出现任何部位感染或不适，要及时就诊，寻找感染源，积极治疗。

（李　林）



## 40.

## 肾病综合征患者为什么不宜久坐

高凝状态和血栓栓塞是肾病综合征常见且严重的并发症。肾病综合征患者高凝状态的形成主要与以下因素有关：低蛋白血症而造成血容量相对不足，血液浓缩；肾病综合征患者血小板存在功能异常，血小板转运至血管壁的能力增强并增加血小板黏附性，血液中存在的一些物质还可提高血小板超聚合力；肾病综合征患者的某些蛋白质从尿中丢失，肝脏代偿性合成蛋白增加，引起机体凝血、抗凝和纤溶系统失衡，导致静脉血栓形成；肾病综合征的治疗药物也常常导致血液高凝状态的进一步加重，如利尿剂致血容量进一步减少促进高凝，糖皮质激素引起血小板数迅速上升，导致高凝。以上原因均可诱发肾病综合征患者形成血栓栓塞等并发症。下肢是血栓形成的常见部位，因此肾病综合征患者不宜久坐。肾病综合征患者常见的血栓栓塞，包括下肢深静脉、下腔静脉、肺栓塞等静脉血栓，而动脉也可发生血栓栓塞，如下肢动脉血栓、冠状动脉血栓及脑血管血栓。若肾病综合征患者突发下肢发凉、麻木、疼痛或下肢肿胀、胸痛、呼吸困难等症状，提示有动脉栓塞或深静脉血栓形成、肺栓塞的发生。不论是出现静脉血栓或动脉血栓，选择及时应用抗凝、抗血小板、溶栓治疗是非常重要的，积极采取预防性的抗凝治疗能有效避免严重并发症。当血浆白蛋白低于 25 g/L 时，静脉血栓形成的危险性增加，如无禁忌征则应常规抗凝治疗。因此肾病综合征患者除病情危重，出现严重的胸腔积液、腹水等情形外，均应进行适当的活动（如散步），不可长期卧床或久坐；饮食保持清淡、低脂；按照医嘱坚持服用抗凝药物。

（李　林）

## 41. 肾脏病患者如果感冒了，有什么需要特别注意的

肾病综合征患者体内的蛋白大量从尿液中流失，其中包括了构成免疫防线的重要成分，如免疫球蛋白、补体等；同时体内白细胞功能下降、微量元素丢失等因素都严重削弱了机体对外界致病因子的抵御能力；另外肾病综合征患者多应用糖皮质激素、细胞毒性药物等免疫抑制剂，这对患者已经薄弱的免疫防线而言，无异于雪上加霜。因此肾脏病患者容易发生感染，包括呼吸道感染、肠道感染、腹膜炎、胸膜炎、皮下软组织感染等。而肾病综合症患者一旦感染很容易引起肾脏病复发。因此，肾病综合征患者必须注意避免感冒等各种感染。平时注意保暖，饮食清淡，加强锻炼，增强自身对感染的抵抗力。尽量少去人群密集的地方。从户外回来时，要注意洗手、洗脸。经常保持室内空气流动，注意适当增加衣物，减少感染的机会。一旦发生了感冒等感染，早期积极处理，密切观察病情。轻症可注意休息，多喝开水，保暖。如果症状不改善，应及时就医，必要时慎重选用对肾脏没有影响的药物进行治疗。切不可自行盲目服用如非甾体类解热镇痛药、氨基糖苷类等对肾脏有损害的药物。感冒较重有高热者，除一般处理外，应尽快控制体温。可用物理降温法，如额、颈部放置冰块、湿毛巾冷敷、酒精擦颈部及可触及大动脉波动的腹股沟等方法，慎重选择药物降温。

（李　林）

# 42.

## IgA 肾病能治愈吗？如何预防复发

IgA 肾病是肾小球系膜区内以 IgA 或 IgA 沉积为主的原发性肾小球疾病，是引起肾小球性血尿最常见的原因，也是国内最常见的肾小球疾病。对于患者来讲，最关心的就是治疗问题了。那么这个病能治愈吗？

如果追求完美，那可能会有点失望。以目前的医学水平，IgA 肾病和高血压、糖尿病等慢性病一样，是无法完全根治的。但也不必紧张，对于慢性病来讲，现在强调的是带病生存，“与狼共舞”。总体而言，IgA 肾病是一个良性疾病，大部分患者经过治疗，病情可得到控制，肾功能不受影响，不会影响日常生活。在发病 20 年后约有 20%左右患者发展为尿毒症。

此外，我们还有一个“临床治愈”的概念，也称“临床缓解”，简单地说就是指患者没有明显不适症状，各项化验指标也维持在正常范围内。从这个角度讲，很多 IgA 肾病患者是可以“治愈”的。IgA 肾病怎么算临床治愈还没有统一的标准，但可以参照部分肾脏病学家的意见：在 6 个月内连续 3 次尿检潜血阴性；尿沉渣红细胞计数＜5 个/高倍视野；24 小时尿蛋白定量＜0.3 g。同时，肾功能在正常范围，血压也要控制在 140/90 mmHg 内。

对于“临床治愈”的患者，也不是高枕无忧了，很多因素都可能诱使 IgA 肾病复发。那么如何预防复发呢？最重要的当然是定期到医院随访，复查尿常规、尿蛋白定量、肾功能及血压等指标，接受医生的专业指导。此外日常生活方式也要进行一定的调整，以减少复发率。

(1) 首要的是树立正确的思想观念，认识到 IgA 肾病是一个慢性疾病，与它的斗争是长期的、以年为单位的。这样心中时刻有警惕，才能在细节上把预防手段实践下去。有很多患者就是在首次缓解后不加重视，大吃大喝或者劳累才复发的。

(2) 饮食控制。推荐“低盐(钠)优质蛋白饮食”,每天的盐摄入量以钠计算在3 g以内。不光是炒菜时少放盐,所有加盐的零食(如薯片、椒盐饼干、干果等)都要减少食用。有时候钠盐以其他形式出现,如牙膏的氟化钠、食品添加剂中的丙酸钠、苏打水中的碳酸氢钠等。准备好做一个“标签阅读者”,时刻注意食品的营养成分。优质蛋白指瘦肉、鱼、鸡蛋蛋白、黄豆所含的蛋白,更适合人体吸收,对肾脏造成的负担较小。此外尽量不要吃易过敏的食物,这可能诱发IgA肾病。

(3) 适当的运动。运动无疑是对身体有好处,但过量运动可能诱发蛋白尿和血尿。过量的概念很难明确,每个人的限度都不一样。只能根据个人情况来衡量,尽量进行一些比较温和的运动,例如快走、慢跑、游泳、瑜伽等,剧烈的、对抗性的运动如足球等就不要去尝试了。

(4) 避免对肾脏有毒性的药物。常见的如各种止痛药、抗生素、利尿药等,使用前最好能咨询专业医生或药剂师。值得注意的是使用一些号称纯天然的中草药更要谨慎,要知道很多人因为服用含“马兜铃酸”的中药导致尿毒症。

(5) 避免免疫系统的刺激。本身IgA肾病患者的免疫系统就存在异常,要尽量减少不必要的刺激。例如,避免接触易过敏的物品;避免各种感染,如感冒、扁桃体炎和胃肠炎等;避免不是特别必要的疫苗注射。

(6) 足够的睡眠。很多现代人会熬夜,不管是为了娱乐还是工作所迫,这可不是一个好习惯,尤其是对有肾脏病的人。

(7) 戒烟控酒。这个不必多说,哪怕没有肾脏病也应该远离香烟。少量饮酒应该是无害的,但如果能做到,不喝酒还是最好的。

(8) 多喝水。这个是指消毒的自来水、天然水和矿泉水,可不是指可乐、果汁等饮料。

我们相信,通过医生和患者的共同努力,绝大多数IgA肾病患者是可以达到“治愈”效果的,和正常人一样有高质量的生活。

(刘森炎)

# 43.

## 经常扁桃体发炎会影响肾脏吗

有很多肾脏病患者尤其是肉眼血尿的患者会反映，每次发病前都有明显的扁桃体发炎，经常是先有喉咙痛和发热，紧跟着尿就变红了。这种患者最后的诊断多半是IgA肾病。那么，经常扁桃体发炎会影响肾脏吗？答案是肯定的。扁桃体炎和IgA肾病之间的联系已经得到广泛认可。

为什么会把扁桃体炎和IgA肾病这两个看似风马牛不相干的毛病联系在一起呢？我们知道扁桃体是一个免疫器官，可以产生IgA并进入血液；而IgA肾病就是因为有过量的IgA沉积在肾脏产生的，这样就不难理解了。

再来看看详细的证据。首先，反复扁桃体炎是IgA肾病最常见的肾外表现之一，在部分患者，扁桃体炎发作和肉眼血尿有明显的因果关系。事实上，有些研究也显示扁桃体切除术可以减少某些患者的肉眼血尿发作。其次，扁桃体是呼吸道病原体的第一道防御屏障，外源性抗原特别是细菌性的多糖，可以激活扁桃体内的免疫细胞，产生包括多聚IgA1在内的免疫球蛋白。第三，有扁桃体炎的IgA肾病患者体内多聚IgA1的数量明显高于没有扁桃体炎者。第四，研究显示沉积在IgA肾病患者肾脏的多聚IgA1部分是扁桃体来源的，来自IgA肾病患者肾脏系膜细胞提取的IgA能与同一个患者的扁桃体细胞核内区特异性结合。第五，在IgA肾病扁桃体内可以发现不正常的IgA分泌细胞，而没有IgA肾病的患者扁桃体内主要是分泌另一种免疫球蛋白IgG的细胞。由此推断，有些患者慢性扁桃体炎可能导致异常的糖基化IgA1产生，形成免疫复合物并沉积在肾脏引发炎症反应。

当然，并不是所有的扁桃体炎患者都会出现肾病，扁桃体产生的

IgA1 如何沉积到肾脏还不清楚。IgA 肾病本身也是一个多因素的疾病,遗传、环境、其他部位感染等因素都可能参与。

不管如何,在部分 IgA 肾病患者,扁桃体炎和肾病的关系是肯定的,随后的问题就是,进行扁桃体切除术是否可以治疗 IgA 肾病呢?到目前为止,证据仍然是不充分的。有一些研究观察到,扁桃体切除术能改善尿检结果,保持肾功能稳定,改善系膜区增殖和 IgA 沉积,在一些 IgA 患者能对长期肾脏存活有益;而没有导致明显的免疫缺陷,也不增加上呼吸道感染的发病率。但是对于严重的 IgA 肾病患者,扁桃体切除并不能改善其预后,也不能减少发展到尿毒症的机会。欧洲的一个研究显示扁桃体切除术对 IgA 患者肾功能并没有特别的改善作用。日本是进行扁桃体切除术比较多的国家,晚近的一个在大量蛋白尿的 IgA 肾病患者进行的随机对照研究显示,扁桃体切除术加激素治疗比单纯激素治疗在蛋白尿缓解上有一定改善,但差别也就是 10%～15%,长期预后还有待观察。

目前的肾小球肾炎临床实践指南并没有将扁桃体切除术作为一线治疗来推荐,它也不能取代激素、免疫抑制剂及血管紧张素系统阻断剂等常规治疗手段;此外扁桃体切除术并非毫无风险。因此,IgA 患者是否进行扁桃体切除术要根据患者的具体情况,参考耳鼻喉科的意见来进行。

(刘森炎)

## 44. 为什么服用环孢素 A 或他克莫司时需要监测血药浓度

很多肾脏病患者会被医生开出环孢素 A 或他克莫司的处方,同时,医生也会要求患者定期监测这两个药的血药浓度，而使用激素或其他免疫抑制剂如环磷酰胺则没有这样的要求，那这是为什么呢？

俗话说的好，“是药三分毒”，药物都有一定的毒副作用。用药的原则就是既要达到最佳疗效，又要把副作用降到最低。因为存在着个体差异（年龄、性别、机体状况、遗传、种族等），有些药物在不同患者体内的代谢和作用有很大差别。对那些有效血药浓度与中毒血药浓度比较接近的药物，为防止药物在体内浓度过高而产生毒副作用，应该经常测定血药浓度。

环孢素 A 和他克莫司就属于这样的药物，它们都属于钙调磷酸酶抑制剂，具有相似的治疗效果和副作用。环孢素 A 的常见副作用包括：①肾毒性，发生率为 70%～100%。②肝损害，表现为高胆红素血症，转氨酶、乳酸脱氢酶、碱性磷酸酶升高。③神经系统毒性，表现为震颤、惊厥、癫痫发作、神经痛、瘫痪、精神错乱、共济失调，甚至昏迷。④诱发肿瘤。⑤引起继发感染，长期用药可诱发病毒感染、肺孢子甬属感染或真菌感染。⑥其他，引起嗜睡、齿龈增生、厌食、恶心、腹泻等。⑦药物相互作用，环孢素 A 与肾毒性药物合用可加重肾脏毒性，如氨基糖苷类抗生素、利尿药呋塞米、抗真菌药两性霉素 B 等；与酮康唑或苯巴比妥类药物合用，可因药酶抑制作用，而使该药血药浓度升高。他克莫司相对副作用较轻。

因为环孢素 A 和他克莫司的副作用与血药浓度相关，所以要减轻副作用并达到治疗目的，就必须把血药浓度控制在适当范围，用药剂量也要根据血药浓度来调整。

另外需要特别注意的是药物相互作用，因为环孢素 A 和他克莫司都是经过肝脏细胞色素 P450 酶代谢，同时服用其他需要同样肝酶代谢的药物可能会有竞争性抑制作用，升高它们的血药浓度。这是有利有弊的，临床上可以利用这一作用。例如同时服用红霉素，可以减少环孢素 A 和他克莫司的用量而达到同样的血药浓度，这样也减轻患者的经济负担，毕竟红霉素比这两个药便宜太多了。更要警惕的是药物相互作用带来的不良后果。

以环孢素A为例，常见与之发生相互作用的药物/食物包括：

（1）合用可能增加肾毒性的药物。庆大霉素、妥布霉素、万古霉素、甲氧苄啶、磺胺甲噁唑、美法仑；抗真菌药：两性霉素B、酮康唑、阿扎丙宗、双氯芬酸、萘普生、舒林酸、秋水仙碱、西咪替丁、雷尼替丁。

（2）降低环孢素A浓度的药物。萘夫西林、利福平、卡马西平、苯巴比妥、苯妥英、噻氯匹定、奥曲肽、奥利司他。

（3）升高环孢素A浓度的药物。地尔硫卓、尼卡地平、维拉帕米、克拉霉素、红霉素、奎奴普丁、达福普汀、氟康唑、伊曲康唑、酮康唑、甲泼尼龙、别嘌醇、溴隐亭、达那唑、甲氧氯普胺、秋水仙碱、胺碘酮。

（4）已知人类免疫缺陷病毒（HIV）蛋白酶抑制剂（如茚地那韦、奈菲那韦、利托那韦和沙奎那韦）能够抑制细胞色素P450，可能增加环孢素A浓度，因此当合用这些药物时需小心。

（5）葡萄柚和葡萄柚汁影响代谢，增加环孢素A血浓度，因此应避免。

（6）环孢素A与草药类膳食补充剂相互作用的严重性已有报告。报告提示合用后环孢素A血浓度降低，可导致治疗水平降低，移植组织发生排异，甚至移植失败。

（7）当泼尼松、地高辛及HMG-CoA还原酶抑制剂与环孢素A同时给药时，这些药物的清除率下降。此外，环孢素A不得与保钾利尿药合用，因为会产生高血钾。

（8）用环孢素A治疗期间，免疫接种可能会减效。应当避免使用活疫苗。与HMG-CoA还原酶抑制剂同用，曾导致肌炎并偶发横纹肌溶解；与硝苯地平同用，牙龈增生频繁；与大剂量甲泼尼龙合用，会导致惊厥。

（刘森炎）

## 45.

## 为什么皮肤出现紫癜时需要化验小便

紫癜是指皮肤黏膜下出血形成的淤斑，全身都可能出现。当出现紫癜而到医院就诊时，医生往往建议查一下尿常规。有些人就不理解了，为什么我皮肤毛病要查肾脏呢？这就需要了解一下“过敏性紫癜性肾炎”的前世今生了。

过敏性紫癜属于系统性小血管炎，病理特点为含有 IgA 的免疫复合物沉积在小血管壁引起炎症。典型的紫癜性皮疹发生于四肢，尤其是双下肢，也可发生于臀部和躯干；皮疹表现为略高于皮面的出血性斑点，可以成批出现，有可能融合成片。任何年龄都可能发病，但男性多于女性，儿童远多于成人，5 岁左右是高发期。尽管被称为“过敏性紫癜”，但仅有 25％左右患者有明确的过敏史，因为特定的过敏原引起病情恶化也很罕见。30％～50％患者发病前有感染病史，但感染与发病的关系还不明确。我国有一项在儿童过敏性紫癜患者的研究显示，有前驱感染史的 61.0％，有特殊进食史的 20.5％，接触油漆史的 5.2％。

作为一个全身性疾病，过敏性紫癜不只有皮疹，最常累及的器官有肾脏、胃肠道和关节。不同报道显示过敏性紫癜中累及肾脏的比例为 20％～100％。尿常规检查发现 40％～60％患者有异常，通常是蛋白尿和血尿，32％患者有肾功能不全。肾脏表现通常在其他系统症状出现后数天到数周，严重的可表现为肾病综合征。肾外表现和肾脏受损严重程度没有相关性，也就是说可能为全身皮疹，但仅有轻微尿常规异常；可能是散在几个皮疹的患者反而出现大量蛋白尿、肾功能异常。

胃肠道的表现包括腹部绞痛、恶心呕吐、黑便和鲜血便。有研究报道 58％患者有腹痛，18％有消化道出血。关节累及主要是大关节，如踝关节和膝关节，很少是肘和腕关节，一般表现为关节痛和关节腔积液。

罕见累及其他器官(肺、中枢神经系统和泌尿道)。

过敏性紫癜性肾炎尚没有公认的治疗方案,多数轻微的患者仅仅需要对症治疗即可。肾脏表现较重的患者需要肾穿刺活检,根据病理诊断进行针对性治疗,可能用到糖皮质激素和免疫抑制剂。

对大多数患者而言,过敏性紫癜性肾炎是自限性的、良性经过的疾病。患者可能有皮疹、关节炎和胃肠道症状的反复发作,但肾脏方面的表现较轻;仅有血尿和(或)轻微蛋白尿的患者预后良好。有研究随访150例患者,50%有肾炎表现,2.5年后患者无一有肾功能异常。另外有报道2%~5%患者可能发展为尿毒症。大龄儿童和成人的预后较差,一项成人的研究显示11%患者发展为尿毒症。肾脏病理的严重程度是决定预后的关键因素,年龄较大、以急性肾炎综合征起病或持续肾病综合征的患者预后较差。

当对过敏性紫癜有了较全面的了解后,也就不难理解医生的要求了。出现紫癜的时候,一定要记得化验小便。

(刘森炎)



## 46.

## 中药雷公藤可以治疗肾脏病吗

首先,答案是肯定的。在肾脏科,常用的一个治疗肾脏病的中成药叫雷公藤多苷片,就是从中药雷公藤中提取的。但是,并不是说有些宣传说的中药就是纯天然、无毒副作用的。雷公藤在中药里是算有“大毒”的,所以一定要在医生的指导下合理使用。

雷公藤又叫黄藤、黄腊藤、菜虫药、红药、水莽草,属卫矛科木质藤本植物。主产于福建、浙江、安徽、河南等地。从中医的角度讲其味苦、辛,性凉,归肝、肾经。有大毒。具有祛风除湿、活血通络、消肿止痛、杀虫解毒等功效。曾作为杀虫剂使用,后用于麻风病、类风湿关节炎、强直性脊柱炎的治疗。

1977年黎磊石院士带领的团队在南京首次证实雷公藤对肾小球肾炎有减少蛋白尿、消水肿的作用,并于1981、1982年相继发表了以雷公藤提取物(相当于目前的雷公藤多苷片)治疗肾炎的临床及实验研究报告。在这以后,全国各地有大量应用雷公藤治疗肾炎的临床验证及实验研究工作见诸报道,数以10万计的患者接受了雷公藤的临床治疗。经现代药理学研究,发现雷公藤具有免疫抑制、抗炎、保护肾脏固有细胞、减少蛋白尿、抗肿瘤和影响生殖等多种功能。通过抑制T、B细胞的增殖活化,使活化的T细胞发生凋亡,抑制其进一步增殖;升高免疫细胞内环磷酸腺苷水平,减少白细胞介素2和免疫球蛋白的生成;抑制巨噬细胞杀伤活性;抑制树突细胞的分化成熟、迁移、抗原呈递功能,诱导树突细胞凋亡;下调前炎症细胞因子、趋化因子、黏附分子、炎症介质及基质金属蛋白酶;具有修复足细胞损伤、保护肾小管上皮细胞、促进肾脏系膜细胞及基质损伤的恢复等作用。

雷公藤多苷片可用于治疗多种肾小球肾炎、肾病综合征、IgA肾病、紫癜肾、狼疮肾、糖尿病肾病等肾脏病,同时还可用于肾脏移植排斥、银屑病、强直性脊柱炎、口眼干燥症、白塞病、湿疹、疥疮、顽藓、皮肌炎、复发性口疮等疾病的治疗。由于没有激素的致发胖作用,和环磷酰胺等免疫抑制剂相比副作用较小,得到一些医生和患者的亲睐。但随着临床应用范围的扩大,过度使用、疗程过长、剂量过大等现象也日益增多,正确认识雷公藤及其制剂的不良反应有重要意义。

雷公藤多苷片可能导致多器官系统的损伤。常见的副作用是性腺抑制,女性月经紊乱、闭经;男性精子减少、无精等。此外还有肝、肾毒性,消化道不适(出现恶心、呕吐、腹痛、腹泻等),造血系统抑制(白细胞或全血细胞减少、再生障碍性贫血)等,其中肝酶升高、白细胞总数下降和女性的月经紊乱、闭经为多见。这些主要不良反应在停药或加用一些保护作用的药物后多能恢复。

雷公藤不同部位的毒性有很大差异，同时不同的采摘季节、不同的剂型、不同的分离提纯方法或不同的产地、生长条件（包括海拔、光照时间、雨水、温度等）及不同厂家所生产的雷公藤毒性都不尽相同。雷公藤的根、茎、叶、花、芽均有毒性，其中叶和花的毒性较大，特别是嫩叶尖，5～7个即可致死，鲜叶3片即可中毒。药用部分主要是根及根茎。传统的用法是去其根皮，只用根心。有“去皮务尽”的说法，包括去其根缝中的皮。在现代的药品制备过程中多是用去根皮的全根或根心。采摘季节以秋季为佳。

因为使用方便，现在多应用雷公藤多苷片，使用前患者必须了解其抑制生殖的副作用，且必须进行肝、肾功能和血常规检查，各项指标正常方可使用。用药初1个月内必须每周查血象。如果正常，之后可以1个月查1次。同时每月检测肝、肾功能指标1次。如有异常需及时就医。有人认为用雷公藤时无论肝功能如何都建议使用护肝药物，可减轻副作用且不妨碍其免疫抑制作用。

（刘森炎）



## 47. 肾脏病患者血压应该控制在什么水平

肾脏病最常见的并发症之一就是高血压，很多患者也是因为头痛、血压高到医院检查才发现有肾脏病的。那么肾脏病患者的高血压和一般人有什么区别吗？应该控制在什么水平呢？

高血压分为原发性和继发性，同时有肾脏病和高血压的患者需要鉴别是肾脏病合并原发性高血压还是肾脏病引起的继发性高血压。原发性肾小球疾病是继发性高血压最常见的病因。此外，肾血管疾病、肾间质疾病和梗阻性肾病等都可能导致高血压。但是不管是原发还是继发性高血压，治疗原则都是降低血压，只不过降低到什么程度才合适？这就是研究的焦点了，目前还存在一些争议。

在2012年改善全球肾脏病预后组织（KDIGO）的高血压指南中，明确规定了不同慢性肾脏病患者的降压目标值。无蛋白尿（尿白蛋白排泄量＜30 mg/d或相当量）、有或无糖尿病的成人非透析患者：持续≤140/90 mmHg（1 mmHg＝0.133 kPa）；有蛋白尿、有或无糖尿病的成人非透析患者及进行过肾移植的CKD患者：持续≤130/80 mmHg。

根据美国2014年的高血压指南，在≥18岁的慢性肾脏病患者中，在收缩压≥140 mmHg或舒张压≥90 mmHg时起始药物治疗，将血压降至收缩压＜140 mmHg和舒张压＜90 mmHg的目标值。而一般人群是血压≥150/90 mmHg开始药物治疗，控制在＜150/90 mmHg。

国内也在2014年制定了中国高血压防治指南，规定普通高血压患者的降压目标值为140/90 mmHg；＞65岁的老年高血压患者的降压目标是150/90 mmHg；老年收缩期高血压患者，若舒张压低于60 mmHg、收缩压高于150 mmHg，宜低剂量用药，以免舒张压进一步降低而诱发心肌缺血、脑梗死等问题；伴有冠心病、心绞痛、糖尿病和慢性肾脏病的高血压患者降压目标为130/80 mmHg；有脑出血、脑梗病史的高血压患者降压目标值为140/90 mmHg。

上述标准都是针对高血压的，但血压并不是越低越好。理论上，血压降到较低的程度会降低肾小球滤过压，减轻蛋白尿；但降得太低又可能影响肾脏供血，对心脏、大脑等其他组织可能有不良影响。肾脏病患者血压低值并没有额外的标准，一般参考正常人标准＞90/60 mmHg。

不同的血压控制范围，可能源于不同的研究结果和对疾病认识的变化。但总的来讲，各家指南差别并不太大。作为肾脏病患者可能不需要去了解那么多，记住将血压控制在90/60～130/80 mmHg即可。

在这里还要强调血压的测量方法，这个对于血压的监控太重要了，不管是测高了还是低了都会影响判断，进而误导治疗。国内的指南指出要用经国际标准验证的血压计，诊室宜推荐使用水银柱血压计，家庭自测宜使用电子血压计，并强调应用上臂式血压计。诊室血压、家庭自测血压、动态血压是目前常用的3种血压测量方式。使用电子血压计时应注意：测定前30分钟不要吸烟、进餐、饮咖啡和剧烈运动；测定前，应至少安静休息5分钟；测2次，相隔至少1分钟，取两次平均值。

（刘森炎）

## 48.

## 为什么血压正常，肾脏科医生还让我吃肾素-血管紧张素系统抑制剂类降压药

很多蛋白尿的肾脏病患者开始会有这样的疑惑，为什么我的血压一点都不高，医生还让我吃降压药？细致一点的患者会多了解一点，吃的是肾素-血管紧张素系统抑制剂。这就对了，医生可不是随随便便给患者开降压药，而是这种降压药有双重功效，还能治疗肾脏病。

要知道为什么，首先要了解肾素-血管紧张素系统（RAS），它由肾素、血管紧张素原、血管紧张素Ⅰ（AngⅠ）、血管紧张素转换酶（ACE）、血管紧张素Ⅱ（AngⅡ）及血管紧张素受体（ATR）等六大部分组成，其中血管紧张素Ⅱ为最主要的生物活性物质。血液循环中的肾素来自肾脏，血管紧张素来自肝脏，血管紧张素转换酶来自肺和其他组织，而心血管的RAS中各成分都来自心血管本身。它们的效应器亦不完全相同，血循环中RAS主要作用于肾上腺、肾脏和血管；而心血管的RAS只作用于心血管局部，因此它对醛固酮的分泌和全身水、盐平衡作用较小，故血循环RAS参与心、肾内环境调节，局部RAS参与血管紧张性及局部功能调节。此外肺、大脑、垂体、子宫、睾丸、胆腺、肾上腺皮质、动脉平滑肌细胞、血管内皮细胞等均有肾素分泌或局部RAS存在。RAS是体内重要的内分泌系统，对心血管系统的正常发育、心血管功能稳态、电解质和

体液平衡的维持及血压的调节均有重要作用。

多年来的研究认为RAS在肾脏病的发展过程中起着非常重要的作用。RAS对肾脏病的影响主要通过血液动力学依赖和非血液动力学依赖两种途径，肾脏局部RAS在肾脏病的进展中起着更为重要的作用。肾局部RAS对维持肾脏的基本功能起主要作用，比较明确的有通过参与对肾小管、肾小球反馈作用而调节肾血浆流量及肾小球滤过率；通过调节肾小血管血流影响肾脏浓缩稀释功能，进而调节水的代谢；可直接刺激肾上腺合成和分泌醛固酮，促进肾小管对钠的重吸收，从而增加细胞外液容量而升高血压；控制肾小球对大分子物质的选择滤过作用等。通过刺激肾系膜细胞和上皮细胞分泌细胞因子及细胞外基质而影响肾脏的生理、病理。

RAS阻断剂保护肾脏的机制主要表现在以下几个方面：血流动力学方面，有效降低系统血压；扩张出球小动脉的作用大于扩张入球小动脉，降低肾小球球内高压；阻滞血管紧张素转化酶，从而使血管紧张素Ⅰ转化为血管紧张素Ⅱ的量减少，进而阻断血管紧张素Ⅱ破坏肾小球滤过膜屏障、增加其通透性的效应，进而减少尿蛋白滤过；抑制肾脏固有细胞增殖、肥大，减少肾小球系膜区细胞外基质蓄积，减轻肾组织纤维化。

RAS抑制剂已经成为肾脏病治疗的核心和基础之一。根据阻断RAS的环节不同，分为抗血管紧张素原的基因治疗、肾素抑制剂、血管紧张素转换酶抑制剂(ACEI)、血管紧张素Ⅱ受体拮抗剂(ARB)等。目前抗血管紧张素原的基因治疗仍处于动物实验阶段；肾素抑制剂对肾组织有高度亲和性，更有选择性，但目前数据不多，应用还不够广泛。目前应用到临床的主要是两类：ACEI和ARB。一般在有蛋白尿(>1 g/d)的患者，只要没有禁忌证，都建议使用ACEI或ARB治疗，可起到降低蛋白尿、保护肾功能的作用。

(刘森炎)

# 49.

## 服用血管紧张素系统抑制剂有哪些注意事项

现在常用的血管紧张素系统(RAS)抑制剂包括血管紧张素转换酶抑制剂(ACEI)和血管紧张素Ⅱ受体拮抗剂(ARB),作为高血压和肾脏病的基础治疗之一,应用非常广泛。但是,任何药物都可能引起不良反应和副作用,RAS 抑制剂也不例外,服用时也有很多方面需要注意。

(1) 咳嗽:是 ACEI 最常见的不良反应,文献报道其发生率为 10%~30%,与给药的剂量无关,并随着用药时间的延长,症状也不呈缓解趋势。症状可以相当严重而影响患者的正常生活,部分患者因此不能耐受 ACEI 治疗。ARB 引起咳嗽比较少见。

(2) 肾功能减退:由于 ACEI 和 ARB 主要扩张肾小球出球小动脉,降低肾小球的滤过压,可以使肾小球滤过率呈不同程度的降低,从而出现程度不等的血肌酐升高现象,在存在基础肾功能不全或心力衰竭患者更易发生。因此临床上应采用小剂量起始,密切观察用药后的血肌酐变化,用药后血肌酐升高超过基础状态的 50%或绝对值超过 221 μmol/L (2.5 mg/dl),应考虑停药。一般认为在血肌酐水平>265.2 μmol/L (3 mg/dl)时应避免使用 ACEI 和 ARB。

(3) 高钾血症:为用药后抑制醛固酮的释放所致。在合用保钾利尿剂或口服补钾时更容易发生。因此,在服用 ACEI 或 ARB 的患者,在补钾或合用保钾利尿剂时应密切观察血钾的变化。

(4) 低血压:首剂低血压是这类药物常见的不良反应,尤其在老年、血容量不足和心力衰竭患者容易发生。为避免首剂低血压的发生,推荐采用小剂量起始。

(5) 肝功能异常、味觉和胃肠功能紊乱:可能出现一过性转氨酶升高，一般不影响治疗。少数患者用药后出现腹泻而不能坚持服药，可以试用其他类型 ACEI、ARB 或者停药。

（6）对于双侧肾动脉狭窄或单侧功能肾肾动脉狭窄的病例，使用可影响 RAS 的药物，其导致严重的低血压和肾功能不全的危险性增高。可引起急性低血压、高氮血症、少尿或罕见的急性肾衰竭。

（7）主动脉瓣或二尖瓣狭窄、阻塞性肥厚性心肌病与使用其他血管扩张剂相同，主动脉瓣或二尖瓣狭窄、阻塞性肥厚性心肌病患者使用本品应特别注意。

（8）凡是抗高血压治疗有可能会引起头晕和瞌睡，因而在驾驶或操作机器时必须注意。

最后需要提到 ACEI 和 ARB 的联用问题。最初研究者有很高的期望，认为 ACEI/ARB 合用可以更彻底地阻断 RAS，将其过度激活对肾脏的不利作用降到最低点；将 ACEI 的优点（延迟缓激肽失活）和 ARB 的优点（血管紧张素Ⅱ和其受体 2 结合的效应）结合起来，达到更强的肾脏保护作用。但几项大型研究未观察到明显的益处，反而出现了不良反应。和单独使用相比，联合使用 RAS 抑制剂的重要风险包括高钾血症、低血压和肾功能恶化；肾功能恶化是通过与单一使用一种药物治疗时的对比，但并未获得血压进一步降低的预期临床获益。2014 年 4 月 11 日，欧洲药品管理局（EMA）发布警告：避免联用两种在 RAS 有独立作用的药物。2014 年 JNC 8 成人高血压治疗指南操作方法中已经明确指出 ACEI 和 ARB 不应联合使用。但近来也有专家指出，联用 ACEI 和 ARB 并非绝对不可以，但其使用必须在专家监督下，并严密监测肾功能，水、钠平衡和血压；对于肾功能不全或糖尿病患者，严禁联合使用 RAS 抑制剂和 ARB/ACEI。

（刘森炎）

# 50.

## 高尿酸血症与痛风性肾病之间有什么关系

近年来，随着居民生活水平的提高，饮食成分和生活习惯的改变，很多人在体检中会发现血尿酸升高，且痛风的发病率也越来越高。

尿酸从何而来？尿酸是身体新陈代谢以后的产物，主要来于嘌呤类物质。嘌呤存在于所有生物的细胞核内。当尿酸生成增多，或尿酸排出减少时，血中尿酸浓度就会增高。

什么是高尿酸血症？在正常嘌呤饮食情况下，非同日两次男性空腹血尿酸水平≥420 μmol/L，女性≥360 μmol/L。高龄、男性、肥胖、亲属中有痛风的、长期静坐的人群，都是高尿酸血症的好发者。高尿酸血症产生的原因较多，常见的原因包括摄入高嘌呤饮食、身体代谢尿酸的酶异常、肾脏排泄功能减退等。据一项调查显示：我国沿海地区居民高尿酸血症的发生率显著高于内陆地区居民，富含嘌呤的海产品摄入较多，可能就是其中的原因。

持续的血尿酸升高可导致尿酸盐结晶在关节或其他组织中沉积，出现关节炎的表现，即“痛风”。在关节周围，耳郭等处还会形成“痛风石”。最常见的痛风性关节炎是足部大脚趾关节红肿、疼痛，疼痛较剧烈，难以忍受。如果做关节抽液检查，就会发现关节液中有尿酸盐结晶。痛风性关节炎还常常发生在膝关节、腕关节等处，反复发作，会造成关节畸形及功能障碍。

现在很多人都有尿酸偏高的症状，但又没有痛风的表现。尿酸过高不一定等于痛风，血中尿酸值过高者只有约10%的人会得到痛风，其余没有任何症状，我们称为“无症状的高尿酸血症”。反之，痛风患者在急性关节炎发作时抽血，也有相当比例显示尿酸值是在正常范围之内。因为此时，尿酸堆积在关节内，而血液中的尿酸浓度并不高。

医学研究指出，从高尿酸血症开始，发展到痛风约需要10年的时间，最短也需要5年。痛风的发生与尿酸浓度高低及累积时间的长短有关；一般而言，尿酸值越高或是持续的时间越久，得痛风的机会就越大。根据统计，约有一半痛风患者，在急性痛风发作前是有诱因存在的，其中以啤酒为首要原因占60%，其次为食海产品18%、内脏食物14%，而豆类制品则较少引起发作。

无症状的高尿酸血症患者，虽然没有关节炎的表现，长期的高尿酸血症，会导致心血管损害和肾脏损害。尿酸可以形成结石，沉积在肾脏内，导致肾脏功能损害。因此无症状的高尿酸血症患者必须也要进行饮食控制，适当锻炼，辅以药物，将尿酸水平降低，以防止痛风的发生。中老年人或是平常习惯吃大鱼大肉、嗜酒的人是痛风的高危险群，应该定期做健康检查。若发现有尿酸偏高的倾向，就要注意日常饮食上的控制。在后面相关的章节里，将对高尿酸血症和痛风的饮食做详细的介绍。

（钱一欣）

## 51. 高尿酸血症患者血尿酸控制在多少为宜

高尿酸血症包括无症状的高尿酸血症和痛风两种类型，控制血尿酸水平对于两者都非常重要。根据医学研究结果，高尿酸血症患者应当将血清尿酸控制在360 μmol/L以下，痛风患者最好控制在300 μmol/L以下，并做到长期维持。

痛风的治疗包括两个部分：①痛风急性发作，需大量饮水，服用小苏打使尿液呈碱性，促进尿酸的排泄；同时可以服用消炎止痛片、秋水仙碱或少量的激素，以控制病情的发展。在急性发作时，切不可进行降尿酸的治疗，因为降尿酸治疗会加重痛风的发作。②缓解期，在急性发作期过后，可以通过降低尿酸水平药物。常用的药物有苯溴马隆、别嘌呤醇、非布司他等，需要在医生的指导下服用。

对于无症状的高尿酸血症患者，当男性尿酸水平≥420 μmol/L，女性≥360 μmol/L，如果合并有高血压、糖尿病、高脂血症、代谢综合征等心血管疾病或危险因素时，需要进行干预。改变饮食结构和生活方式，多运动，辅助药物治疗。如果没有心血管合并症，可以先进行非药物治疗。但当血尿酸水平>540 μmol/L，应当接受降尿酸的药物治疗。

高尿酸血症患者要定期监测血尿酸值，建议每 3 个月检测一次。除了药物治疗外，控制饮食、适度运动也是非常重要的，坚持不懈，管住嘴，迈开腿，才能将尿酸控制好。

（钱一欣）



## 52. 高尿酸血症患者饮食要注意什么

尿酸是身体新陈代谢的产物，嘌呤类物质经过代谢，最终产生尿酸。体内 2/3 的尿酸由肾脏排出体外，1/3 由大肠排出。若体内产生的尿酸过高，或排出减少，便会积聚，在软组织中形成结晶，即“痛风石”，还会引起痛风发作。如果进食过多高嘌呤食物，会导致尿酸产生增多，超过了肾脏排泄的能力，引起血尿酸升高。因此，严格的饮食控制是高尿酸血症治疗的基础。

根据食物中嘌呤的含量，分为 4 类食物。

（1）每百克食物中含极大量嘌呤（150～1 000 mg/100 g）：常见的有酵母、胰脏、浓缩肉汁、肉脯、心脏、牛腰、牛羊肝、牛羊胰、心、脑、肉馅、鹅、鹧鸪（斑鸡、石鸡）、沙丁鱼、鲱鱼卵、鱼籽、鲭鱼、小虾、胎贝（蠔）、酵母。

(2) 每百克食物中含大量嘌呤(75～150 mg/100 g)：常见的有咸猪肉、肝、肾、野鸡、羊腿肉、鸽肉、火鸡、松鸡、鹿肉、牛肉、牛舌、猪肉、鸽、野鸭、鹌鹑、马哈鱼、扇贝肉、凤尾鱼、鳕鱼、鲑鱼、鲤鱼、大比目鱼、干豆、龙须菜(芦笋)、菠菜、扁豆、蘑菇、鲜豌豆等。

(3) 每百克食物中含中等量嘌呤(最多 75 mg/100 g)：常见的有鸡肉、鸭肉、羊肉、牛肚、火腿、羊排、牡蛎肉、兔肉、鱼卵、鲈鱼、鳝鱼、白鱼、金枪鱼、鲱鱼、螃蟹、龙虾、酸苹果、麦片、花生和豆类等。

(4) 每百克中所含嘌呤微不足道或无嘌呤的食物：常见的是茶、咖啡、果汁、汽水、蛋糕、饼干、冰淇淋、巧克力、可可茶、各种乳类和乳酪、蛋类、植物油、动物油、鱼肝油、海参、鱼翅、面粉、谷类、鱼子酱、糖(果糖除外)、蜜汁、核桃、各种坚果、杏仁、蔬菜(除含嘌呤高外)、各种水果等。

对于第 1、2 类食物应尽量减少或避免摄入，第 3 类食物应当限量摄入，第 4 类食物的摄入无特殊限制。

高尿酸患者还应当不要喝酒，包括啤酒和红酒都不要多喝。长期饮酒可导致尿酸增高，并使得尿酸的排泄减少，从而诱发痛风。

火锅是中国传统的美食，火锅中通常有海鲜、牛羊肉、动物内脏、脑花等“第一阵容”的高嘌呤食物，火锅汤中的嘌呤含量会比较高。日常的肉汤、鸡汤、鱼汤、高汤和老汤嘌呤含量都不低，对于高尿酸血症患者都不利。痛风患者要秉持“吃肉弃汤”的习惯。我国有煲汤习惯的地区，往往也是痛风的高发地区。

果糖在代谢过程中，会促进尿酸的产生。高尿酸血症和痛风患者避免含果糖的饮料、糕点、蜂蜜。水果类中苹果、梨的果糖含量较高，但因为水果中也富含膳食纤维，并非绝对不宜食用，但应当避免一次性摄入过多。

除了饮食控制，高尿酸血症和痛风患者还应当经常锻炼身体，多做运动，减轻体重，保持良好的生活习惯。

# 53. 糖尿病肾病患者如何合理选择降糖药物

严格的控制血糖可以延缓糖尿病肾病的进展，普遍认为把糖化血红蛋白控制在7%以下，有利于减慢糖尿病肾病的进展。

选择合理、合适的降糖治疗是很重要的，根据糖尿病类型不同，分为1型糖尿病和2型糖尿病。1型糖尿病需终身胰岛素治疗，而2型糖尿病在饮食、运动基础上，口服药物或注射胰岛素治疗。但当肾功能损伤到一定程度时，药物从肾脏排泄减少，会引起药物体内蓄积、低血糖等不良反应，应当减量使用或避免使用。药物治疗包括以下两类。

## 53.1 口服降糖药物

(1) 二甲双胍类(商品名 格华止)：二甲双胍是2型糖尿病控制血糖的一线用药，尤其适用于肥胖患者，在肾功能受损的情况下要减少使用。当 eGFR<45 ml/min 时停止使用，否则容易引起乳酸酸中毒。肾功能不全患者应用二甲双胍时应注意肾功能变化，每年至少检查一次肾功能。

(2) 磺脲类：常用的有格列吡嗪(瑞易宁)、格列齐特(达美康)、格列喹酮(糖适平)，在 eGFR≥60 ml/min 时可以使用。格列美脲(亚莫利)在 eGFR≤30 ml/min 时可以使用，但应当减量。

(3) 格列奈类：常用的包括瑞格列奈(诺和龙)、那格列奈(唐力)，是餐前服用的促进胰岛素分泌药物，发生低血糖的风险较低。其中瑞格列奈可用于各期的糖尿病肾病患者及透析和肾移植患者，不会发生药物在体内蓄积的情况。

(4) α-糖苷酶抑制剂：阿卡波糖(拜唐苹)此类药物主要降低餐后血糖，肠道只吸收1%，因此引起低血糖的情况比较少见。在 eGFR≤

25 ml/min时就不宜使用了。

（5）其他类：近年来有很多新型的降血糖药物，例如沙格列汀、西格列汀、艾塞那肽、利拉鲁肽等，目前还没有足够的证据显示，这些药物对于糖尿病肾病患者是否适用。对于肾功能正常的患者，可以在医生指导下使用。



### 53.2 胰岛素

胰岛素是糖尿病患者最有效的治疗方式，无肝、肾功能损害，可用于慢性肾脏病的各期，尤其是严重的肾功能不全患者。在酮症酸中毒、感染、应激（急性心肌梗死、脑卒中等）、中大型手术的围手术期及口服药物治疗效果不好时，应改用胰岛素治疗。

胰岛素分为超短效、短效、中效和长效。肾功能损害时，由于胰岛素清除减慢，加之患者食欲减退，进食量减少，胰岛素需要减少剂量。建议基础餐时胰岛素给药方案，餐时胰岛素以速效胰岛素为优，应密切监测血糖。血糖控制不可过于严格，尽量避免低血糖的发生。

总之，糖尿病肾病选用降糖药，应坚持一个原则，那就是安全第一，选用某类降糖药必须考虑是否会引起蓄积，对肝、肾造成损害，最好在医生的指导下用药，不可自行用药。

（钱一欣）

## 54.

## 如何延缓糖尿病肾病进展

糖尿病肾病是糖尿病最主要的微血管并发症之一，居糖尿病常见慢性并发症的第2位。随着糖尿病发病率不断增加，糖尿病肾病也越来越多，已成为引起终末期肾病的重要原因。

糖尿病肾病分为 5 期：Ⅰ、Ⅱ期临床常难以发现，仅在运动后出现微量蛋白尿。Ⅲ期出现持续的微量蛋白尿，Ⅳ期出现大量蛋白尿，并出现下肢水肿、高血压、肾功能水平下降，最终进展到Ⅴ期，即尿毒症。此外，糖尿病肾病的患者往往还会出现心脑血管疾病、例如脑梗塞、神经和眼底的并发症。因此，早期预防、早期诊断、早期治疗非常重要。

如何早期诊断糖尿病呢？①所有 2 型糖尿病患者应从确诊时、1 型糖尿病患者病程超过 5 年时，每年检查 1 次，以评估尿蛋白排泄率。②所有成人糖尿病患者，不管尿蛋白排泄如何，每年应至少检查 1 次血清肌酐，并用血清肌酐估计肾小球滤过率，以评估肾功能。

一旦诊断为糖尿病肾病，便是一个不可逆的过程，但可以通过积极的措施，达到延缓病情的进展。

（1）改变生活方式：饮食治疗、运动、戒酒、戒烟、控制体重。糖尿病肾病患者应避免高蛋白饮食，严格控制蛋白质每天摄入量，不超过总热量的 15%。摄入的蛋白质应以生物学效价高的优质蛋白质为主，可从家禽、鱼、大豆及植物蛋白等中获得。每天盐分摄入量控制在 2～4 g。在专业人士的指导下制订合理的运动方案，不宜剧烈运动，每周 2～3 次以上的有氧运动、对抗性运动，如散步、打太极拳、爬楼梯、骑自行车、跳舞都是比较适合的运动方式。此外，糖尿病肾病患者还必须戒烟，

（2）控制血糖：将糖化血红蛋白控制在 7%以下，对于减少其他并发症的产生有帮助。但是过于严格控制血糖，低血糖的发生率会增加。中老年患者，糖化血红蛋白控制目标适当放宽至不超过 7%～9%。降血糖应该因人而异，遵循个体化的原则。肾功能不全患者应该使用胰岛素降血糖，关于降糖药物的选择，在后面的章节中会提到。

（3）控制血压：血压与肾功能互相影响，高血压会加重肾功能恶化，而肾功能减退会导致血压进一步升高。建议将血压控制在 130/80 mmHg 以下。可以优先选用一些具有降低微量蛋白尿的降压药物，例如雷米普利、氯沙坦、替米沙坦等，但应当注意复查肾功能、血钾。

（4）控制血脂：糖尿病患者容易发生血脂代谢紊乱，血脂升高可以

引起肾小球硬化，加剧肾功能的恶化。控制血脂，可以延缓糖尿病肾病的进展，建议低密度脂蛋白控制在<2.6 mmol/L，三酰甘油（甘油三酯）<1.7 mmol/L。

此外还可以采用中医药治疗，减少蛋白尿，延缓病情进展。

糖尿病肾病进展速度与患者自身的保健密切相关，虽然不可逆，但可以通过积极的治疗，使疾病的发展变慢。一旦疾病进入终末期，要尽早考虑肾脏替代治疗，并做好相应的准备工作。

（钱一欣）



## 55.

## 与其他肾脏病相比，终末期糖尿病肾病患者需要提早开始透析吗

我国的糖尿病发病率越来越高，预测人群中糖尿病的发病率为11.6%，而糖尿病肾病也成为慢性肾衰竭最常见的原因之一。

糖尿病肾病进入大量蛋白尿阶段后，往往会出现严重的、顽固性水肿，发展较快，肾功能很快就会恶化。严重水肿患者，用利尿剂效果很差，虽然肌酐值并不是很高，也需要通过血液透析来清除水分。

与慢性肾小球肾炎不一样，糖尿病是全身性疾病，除了引起肾脏并发症以外，糖尿病还会引起其他系统的并发症，包括：①心血管并发症，引起心力衰竭、心肌缺血、脑血管意外；②糖尿病足，足部溃疡，严重的需要截肢；③糖尿病视网膜，视力减退、失明；④胃肠道病变，胃轻瘫，食欲减退，饱胀，恶心、呕吐。若能早期、长期进行透析治疗，患者的并发症较少，也可大大提高生存率和生活质量。

因此，糖尿病肾病当血肌酐在350～440 μmol/L时，应准备透析通路。如果选择血液透析，则需要提前置好动静脉内瘘。当血肌酐达440～620 μmol/L时，可以开始进行透析治疗。血肌酐值并不是决

定透析的唯一因素，糖尿病肾病患者如果出现下列情况，也可以提早开始透析：①药物治疗无效的顽固性水肿；②药物治疗无效的高血压；③持续严重的恶心和呕吐；④尿毒症神经病变；⑤高钾血症；⑥视网膜病变。

血液透析是糖尿病肾病患者最常用的治疗模式，但由于伴有动脉粥样硬化或钙化，因此血管内瘘制作较困难，不容易成熟，需要提前3～6个月做好手术。血液透析由专业医护人员完成，患者需每周3次往返医院，依赖于机器治疗。

对于一些年龄较大、行动不方便的老年人，心脏、肺功能不好的患者，腹膜透析也是非常好的选择。腹膜透析设备简单，操作易掌握，安全有效，患者可以在家里自己操作。不需要动静脉内瘘，只需要在腹部埋置腹膜透析管即可。腹膜透析对于心脏功能、血压、肺功能的影响较小，同时还可以很好保存患者的残余肾功能。由于清除毒素的方式是持续而缓慢的，因而更符合生理模式，患者的感觉会更舒适一些。

终末期糖尿病肾病必须选择肾脏替代治疗，在相对早一些的情况下开始替代治疗，对于减少并发症，提高生活质量都有益处。

（钱一欣）



# 56.

## 为什么女性更容易患尿路感染

尿路感染又称泌尿系统感染，是尿路上皮对细菌侵入导致的炎症反应，通常伴随有菌尿和脓尿。尿路感染常多发于女性，尤其多发于性生活活跃期及绝经后女性。据美国统计，女性尿路感染发病率随年龄而增加，50%以上女性曾经有过尿路感染。尿路感染95%以上是由单一细菌引起的。90%的门诊患者和50%左右的住院患者的病原菌是大肠埃希菌。而男性尿路感染就少见多了，女性下尿路感染发病率是男性的30倍。这是为什么呢？有以下很多原因导致女性更容易患尿路感染。

(1) 生理结构因素。女性的尿道较男性短且宽弛，细菌易于进入；而且女性的尿道口与阴道和肛门邻近，无论是阴道还是肛门周围，都有大量细菌，阴道的分泌物也是一种较好的培养基，使细菌更容易繁殖。因此女性应增强自我保护意识，预防尿路感染之法便是勤加清洗，尽量减少细菌的数量，以降低发病机会。

(2) 月经和性活动的影响。月经血是细菌最好的培养基，经期卫生，特别是月经用品的清洁和消毒，是减少细菌入侵的重要环节。性交可以把前尿道的细菌通过机械性的推挤动作推进后尿道和膀胱。女性尿道和膀胱后壁都与阴道前壁紧贴，仅隔以薄层结缔组织。性生活过于频繁，或每次性生活持续时间过长，尿道和膀胱后壁受磨擦刺激，经常处于充血和水肿状态，得不到足够的恢复时间，免疫力下降，尿道内正常存在的少量致病菌迅速繁殖而引起炎症。在反复发病且病因与性生活明确相关的情况下，可以适当节欲；同时还可以采取下列措施：性生活前饮一杯开水，目的是增加尿量；结束后小便，把因性动作而推进去的细菌，在它侵入黏膜组织之前冲洗、排放出体外。若这两种方法仍未能杜绝尿路感染发生，可于性生活后服抗菌药物一次(具体药物和剂量由医生指导)。

(3) 绝经的影响。女性绝经期或绝经期后易出现下尿路感染，反复发生，伴有会阴区干燥、灼热感、疼痛感等。这类患者体检时可以发现外阴萎缩，阴道壁充血，有明显触痛，部分患者尿道口黏膜明显充血水肿。绝经期和绝经期后患者下尿路感染病因主要有雌激素水平降低，阴道、尿道黏膜上皮变薄，角化细胞减少，阴道自洁作用降低，细菌易于在前庭和阴道内繁殖，易发生阴道炎及尿路感染。有多项研究证实雌激素缺乏(泌尿生殖系统萎缩)是尿路感染的危险因素。

(4) 怀孕的影响。妊娠怀孕时，增大的子宫会压迫膀胱和输尿管，内分泌的变化也使输尿管舒张和蠕动减慢，使尿流缓慢或者形成一种轻度的积液。此种情况也利于细菌侵入和繁殖而致病。

（5）不良生活习惯。喝水少、憋尿、使用不洁卫生用品等不好的生活习惯都是尿路感染的诱发因素。

（6）治疗不正规。抗生素是治疗下尿路感染的主要方法，但是抗生素治疗有其自身的原则，急性尿路感染时应该治疗完全，切忌吃吃停停和过度治疗。例如有的患者发生尿路感染，自己买药吃1～2天，症状好了，就把药停了。如此反复几次，形成了慢性膀胱炎，吃药效果不好了。有的患者反复过度治疗，最后形成菌群失调，真菌感染，致使病情更加复杂。

（7）合并其他疾病导致反复感染，如糖尿病、尿道末端狭窄、逼尿肌收缩力减弱、先天性尿道口处女膜伞不全梗阻等，均可能导致排尿功能紊乱等，这类患者应根据病因进行治疗。

综上所述，女性有反复发生尿路感染病史者，建议自己先学会观察，看看自己大概有哪些容易导致尿路感染的因素，在医生指导下，正规治疗，避免复发，摆脱尿路感染的困扰。

（高　翔）



## 57. 尿路感染是不是“性病”

有些患者出现尿频、尿急、尿痛等症状来看医生，确诊为尿路感染后，还会小声的问医生：“我又没有乱来，怎么会得这样的病？”其实，这是一种误解，尿路感染并不是“性病”，也没有什么难以启齿的，和感冒一样，就是一种常见病。之所以会误解，是因为尿路感染和性病都可能出现会阴部的不适症状。

尿路感染通常指各种病原微生物在尿路中生长、繁殖引发的炎症性疾病。根据感染部位分为上尿路感染和下尿路感染，前者一般指肾盂肾炎，后者指膀胱炎；根据时间又分为急性和慢性：根据两次感染之间的关系可分为孤立或散发性感染和复发性感染；根据感染发作时有无尿路结构或功能异常又可分为非复杂性尿路感染和复杂性尿路感染，后者通常指伴有结石、尿路引流不畅、尿路畸形、膀胱-输尿管反流等局部因素或糖尿病、免疫抑制等全身复杂因素的尿路感染。

尿路感染的致病微生物常为革兰阴性杆菌，最常见的是大肠埃希菌，占85%以上，其次为克雷伯杆菌、变形杆菌和柠檬酸杆菌属。5%～15%的尿路感染为革兰阳性球菌引起，主要是肠球菌和凝固酶阴性葡萄球菌。少见的还有真菌和病毒。

性病全称性传播疾病，是一组疾病的总称，传统上指通过性行为传播的疾病。国外列入性病的病种多达20余种，其中包括传统的梅毒、淋病、软下疳、性病性淋巴肉芽肿和腹股沟肉芽肿等5种性病及非淋菌性尿道炎、尖锐湿疣、生殖器疱疹、艾滋病、细菌性阴道病、外阴阴道念珠菌病、阴道毛滴虫病、疥疮、阴虱和乙型肝炎等。我国目前要求重点防治的8种性病是梅毒、淋病、软下疳、性病性淋巴肉芽肿、生殖道沙眼衣原体感染、尖锐湿疣、生殖器疱疹、艾滋病。

性病的致病原包括病毒（引起尖锐湿疣、生殖器疱疹和艾滋病）、衣原体（引起非淋菌性尿道炎、性病性淋巴肉芽肿）、支原体（引起非淋菌性尿道炎）、螺旋体（引起梅毒）、细菌（引起淋病、软下疳）、真菌（引起外阴、阴道真菌感染）和寄生虫（引起阴道毛滴虫病、疥疮、阴虱等）等。

性病的症状因病而异，较尿路感染复杂得多。感染了性病病原体后，有的人有明显的临床表现，也有人没有任何表现。男性常出现尿频、尿急、尿痛及尿道口分泌物；阴囊肿大。女性阴道分泌物异常（增多、颜色发黄、有异味、脓性或血性等）；女性外阴瘙痒，下腹痛；生殖器部位出现水疱、糜烂、溃疡；生殖器部位出现赘生物；腹股沟淋巴结肿大；全身出现不痛不痒对称分布的皮疹，尤其是在手心、足底出现这样的皮疹。像艾滋病就更复杂了，全身可能出现多种症状，在此不赘述。

了解这些后就不会盲目担心了，尿路感染和性病是不一样的，但都需要及时就诊。

（高　翔）

## 58.

## 反复尿路感染也会导致尿毒症吗

30多年来反复尿路感染，李阿姨一直凭经验治疗：一旦有发热、腰痛及尿频、尿痛就到药店自行买些消炎药或中成药治疗。可最近“经验”不灵了，经医院诊断，她患上了尿毒症。拿到诊断书那一刻，李阿姨既难过又惊愕：尿路感染也会导致尿毒症？

尿路感染根据感染部位分为上尿路感染（即肾盂肾炎）和下尿路感染；根据时间又分为急性和慢性；根据感染发作时有无尿路结构或功能异常又可分为非复杂性尿路感染和复杂性尿路感染。一般来说，反复发作的肾盂肾炎，往往存在尿路结构或功能异常或糖尿病、免疫抑制等全身因素，即我们所说的复杂性尿路感染，对于此类患者应在医生的指导下一方面根据经验、临床症状及药敏结果正规使用足疗程抗菌药物，另一方面应积极治疗相关原发病，如手术解除尿路梗阻等。若治疗不当，或病情进展，很容易导致慢性肾盂肾炎。慢性肾盂肾炎的治愈率很低，复发率高达50%～80%，但感染的表现可以不显著，缺乏特异性，有时仅表现为排尿不适，伴或不伴夜尿增多、乏力、贫血等症状。粗心的患者甚至以为自己尿路感染已经“治愈”。此时肾脏已出现皮质瘢痕化，肾盂、肾盏变形等慢性病变。慢性肾盂肾炎反复发作，迁延不愈，肾脏逐渐发展至广泛萎缩，最终进入尿毒症。

因此我们说，虽然大多数情况下尿路感染算不上大毛病，但也不能忽视，特别是反复发作的尿路感染，一定要去医院接受医生的正规诊疗。

（高　翔）



## 59. 尿路感染如何正规治疗

俗话说的好，“牙疼不是病，疼起来真要命”。尿路感染也一样，一般算不上大毛病，但也不能忽视，否则会给生活带来很多烦恼。尿路感染的治疗也很重要，不正规的治疗会延误病情，造成反复，增加患者痛苦。

尿路感染如何正规治疗呢？主要是抗生素的正规使用，可以参考 2014 年我国泌尿外科协会制定的泌尿系统感染诊治指南（表 5）。

（1）绝经前非妊娠妇女急性单纯性膀胱炎的治疗：短程疗法：可选择采用磷霉素氨丁三醇、匹美西林、呋喃妥因、喹诺酮类、第 2 代或第 3 代头孢菌素。绝大多数急性单纯性膀胱炎患者经单剂疗法或 3 天疗法治疗后，尿菌可转阴。

（2）绝经后女性急性单纯性膀胱炎的治疗：治疗方案同绝经期前非妊娠妇女的急性单纯性膀胱炎。可在妇科医生的指导下应用雌激素替代疗法。

（3）非妊娠妇女急性单纯性肾盂肾炎的治疗：对仅有轻度发热和（或）肋脊角叩痛的肾盂肾炎，或 3 天疗法治疗失败的下尿路感染患者，应口服有效抗菌药物 14 天。如果用药后 48～72 小时仍未见效，则应根据药敏试验选用有效药物治疗。

治疗后应追踪复查，如用药 14 天后仍有菌尿，则应根据药敏试验改药，再治疗 6 周。

对发热超过 38.5℃、肋脊角压痛、血白细胞升高等或出现严重的全身中毒症状、怀疑有菌血症者，首先应予以胃肠外给药（静脉滴注或肌内注射）；在退热 72 小时后，再改用口服抗菌药物（喹诺酮类、第 2 代或第 3 代头孢菌素类等）完成 2 周疗程。

药物选择：①第 3 代喹诺酮类如左氧氟沙星等；②半合成广谱青霉素，如哌拉西林、磺苄西林等对铜绿假单胞菌有效；③第 3 代头孢菌素类，如头孢他啶、头孢哌酮等对铜绿假单胞菌有较好的疗效；④氨基糖苷类药物，但应严格注意其副作用。

（4）无症状菌尿（ASB）的治疗：推荐筛查和治疗孕妇或准备接受可能导致尿道黏膜出血的侵入性操作的 ASB 患者。不推荐对绝经前非妊娠妇女、老年人、留置导尿管、肾造瘘管或输尿管导管、脊髓损伤等患者的 ASB 进行治疗。

（5）复发性单纯性尿路感染的治疗：

1）再感染：可考虑用低剂量长疗程抑菌疗法作预防性治疗。在每晚睡前或性交排尿后，口服以下药物之一：如磺胺甲基异噁唑-甲氧苄啶（SMZ－TMP）半片或一片、TMP 50 mg、呋喃妥因 50mg（为防止肾功能损害，在长期使用以上药物时应适当增加液体摄入量）或左氧氟沙星 100 mg 等。此外，亦可采用每 7～10 天口服一次磷霉素氨丁三醇方法。对已绝经女性，可加用雌激素以减少复发。本疗法通常使用半年，如停药后仍反复再发，则再给予此疗法 1～2 年或更长。

2）复发：应根据药敏试验结果选择敏感抗菌药物用最大允许剂量治疗 6 周。如不奏效，可考虑延长疗程或改用注射用药。

（6）男性急性单纯性泌尿道感染：通常只需接受 7 天治疗方案。但合并前列腺感染、其他发热性泌尿道感染、肾盂肾炎、反复感染，或怀疑存在复杂性尿路感染因素的成年患者，推荐使用喹诺酮类药物 2 周，并排除其他致感染的危险因素。

（7）复杂性尿路感染：推荐根据尿培养和药敏试验结果选择敏感抗菌药物。对于有症状复杂尿路感染的经验性治疗需要了解可能的病原菌谱和当地抗菌药物的耐药情况，还要对基础泌尿系统疾病的严重程度进行评估(包括对肾功能的评估)。抗菌药物的经验性治疗需根据临床反应和尿培养结果随时进行修正。一般推荐治疗7～14天,疗程与潜在疾病的治疗密切相关。伴有下尿路症状的患者治疗时间通常为7天,有上尿路症状或脓毒症患者通常为14天。根据临床情况,疗程有时需延长至21天。对于长期留置导尿管或尿路支架管的患者,应尽量缩短治疗时间,以避免细菌耐药。对于复杂性尿路感染患者不推荐预防性应用抗菌药物防止尿路感染复发。

**表5　尿路感染的抗菌药物推荐**

| 推荐类型 | 相关药物 |
| --- | --- |
| 推荐用于初始经验治疗的抗菌药物 | · 氟喹诺酮<br>· 氨基青霉素加β-内酰胺酶抑制剂<br>· 头孢菌素(第2代或第3a代)<br>· 氨基糖苷类 |
| 推荐用于初始治疗失败后或严重病例经验治疗的抗菌药物 | · 氟喹诺酮(如果未被用于初始治疗)<br>· 脲基青霉素(哌拉西林)加BLI<br>· 头孢菌素(第3b代)<br>· 碳青霉烯类抗菌药物<br>· 联合治疗:<br>——氨基糖苷类+β-内酰胺酶抑制剂<br>——氨基糖苷类+氟喹诺酮 |
| 不推荐用于经济治疗的抗菌药物 | · 氨基青霉素,如阿莫西林、氨苄西林<br>· 磺胺甲基异噁唑-甲氧苄啶(仅用于病原体的药敏已知时)<br>· 磷霉素氨丁三醇 |

(高　翔)

## 60.

## 如何预防尿路感染

一般的非复杂性尿路感染有一定自限性,经过抗生素治疗也能痊愈，很少发展到严重感染。但对部分女性患者来说，每年要发作几次尿路感染，给生活也带来很大困扰。那么，有哪些措施能预防尿路感染的发生呢？

（1）一般措施：

1）大量饮水，不要憋尿：每天饮水 2 L 以上，每 2～3 小时排尿 1 次，可降低尿路感染的发病率。

2）注意个人卫生：女性会阴部及尿道口寄居的大量细菌是发生尿路感染的先决条件，因此要经常注意局部清洁，要勤洗澡，用淋浴，要勤换内裤。

3）锻炼身体，增强体质。

4）注意性生活卫生，性生活前饮水，之后排尿。必要时性生活后可预防性服用抗生素。

5）去除慢性感染因素：积极治疗慢性结肠炎、慢性妇科疾患、糖尿病、慢性肾脏病、高血压等易发生尿路感染的疾病，是预防复发的重要措施。

6）尽量避免使用尿路器械和插管。

7）反复尿路感染者在医生指导下每晚服用小剂量抗生素，可起到预防作用。

（2）维生素 D：维生素 D 对人体骨骼的作用已经广为人知，一些临床研究还证实充足的维生素 D 水平可以预防尿路感染。尿路感染的儿童维生素 D 水平显著低于未感染的儿童。实验研究证实补充维生素 D 可以增加膀胱上皮 cAMP 产生，抵抗大肠埃希菌侵袭。

（3）雌激素：雌激素对尿路感染的影响很复杂。年轻女性雌激素水平高似乎和尿路感染有关；而反复尿路感染的绝经后妇女，补充雌激素又能改善尿路感染。孕妇的雌激素水平较高，也容易尿路感染。可见维持合适的雌激素水平很重要，尤其是绝经后妇女可以适当补充。

（4）植物药：植物药的作用往往是经验性的，但也可以作为一种尝试。有一些植物似乎有直接的抗菌活性。在一项研究中证实山葵和金莲花提取物可以预防复发性尿路感染。一些筛查研究显示某些植物药没有直接抗菌活性，但能干扰细菌黏附到宿主细胞。蔓越莓就因为类似的作用被广泛应用，但效果如何还有争议。桦树、爪哇茶、荨麻、印度生菜、柑橘等的提取物也可能有益，但需要进一步研究证实。

（高　翔）



## 61. 怀孕期间尿路感染怎么办

尿路感染是孕妇常常遇到的问题。据统计孕妇无症状性菌尿的发生率为2%～13%，急性膀胱炎发病率在1%～4%，急性肾盂肾炎的发病率为0.5%～2%。菌尿的发生率在孕妇较未怀孕女性稍高，但由于孕妇和胎儿的特殊性，造成的危害更大。在孕妇菌尿进展到肾盂肾炎的风险高40%，可能增加先兆子痫、早产、低出生体重儿的风险。由于孕妇的特殊性，在尿路感染的诊断和治疗上也与一般女性有所差别。

目前还没有充足的证据推荐专用于孕妇使用的抗生素。β-内酰胺类最常使用，对胎儿相对比较安全。碳氢酶烯类被保留用于更严重的病例。毒性更强的药物如氨基糖苷类仅仅用于预期获益极大的情况（例如母亲生命受到威胁时）。

对于孕妇，体检发现无症状性菌尿就是抗感染治疗的指征，来自2 302例患者的荟萃分析显示抗生素治疗能有效清除菌尿，将进展为肾盂肾炎的概率降低52%～84%。急性膀胱炎/尿道炎当然也要给予抗感染治疗，一般使用口服抗生素治疗5～7天即可。因为耐药现象越来越严重，抗生素的选择是一大难题。在用药前需行中段尿培养检查，推荐基于药敏试验的结果选择抗生素；在药敏结果未出来时可经验性用药，基本原则见表6。

表 6　尿路感染用药基本原则

| | 无症状性菌尿 | 急性膀胱炎/尿道炎 |
|---|---|---|
| 筛查(强制性) | 第一次产检或孕 12～16 周 | |
| 一线治疗 | 阿莫西林 500 mg/8～12 h,3～7 天<br>先锋霉素Ⅳ 500 mg/6 或 12 h,3～7 天 | 7 天<br>7 天 |
| FDA B 级 | 阿莫西林/克拉维酸 500 mg/12 h,3～7 天<br>呋喃妥因 100 mg/12 h,5～7 天<br>头孢呋新 250 mg/12 h,3～7 天<br>头孢泊肟 100 mg/12 h | 7 天<br>7 天<br>7 天 |
| FDA C 级 | 磺胺甲基异噁唑-甲氧苄啶 960 mg/12 h,5 天 | 7 天 |

肾盂肾炎则相对严重,需要结合症状和检查结果来诊断,治疗的时间也更长。一般建议怀疑肾盂肾炎的孕妇应该住院进行最初的 48 小时治疗,如果症状不严重、诊断明确、随访严格,也可以考虑门诊治疗。最初 48 小时应注射给药,通常先经验性给药,在药敏结果出来后调整。在症状缓解(如退热)48 小时后可改为口服给药。如果发热持续超过 48 小时,应该重复血和尿培养检查,并评估治疗可能的问题。总的治疗时间一般是 10～14 天,没有最佳治疗时间推荐。经验性用药可以参考表 7。当然,现在的抗生素种类繁多,远不止表中所列,医生可以根据当地实际情况选用。



表 7　肾盂肾炎的经验性用药

| | |
|---|---|
| 诊断 | 症状+尿培养：发热>38℃,腰痛,骨和关节痛,恶心、呕吐,伴或不伴排尿困难,多尿,中段尿培养细菌≥$10^5$ CFU/ml |
| 轻或中度急性肾盂肾炎 | 头孢曲松 1 g/24 h<br>头孢吡肟 1 g/24 h<br>阿莫西林和克拉维酸 1.2 g/12 h<br>安曲南 1 g/8～12 h |
| 严重的急性肾盂肾炎/免疫抑制/尿潴留 | 替卡西林和克拉维酸 3.1 g/6 h<br>哌拉西林和他唑巴坦 3.375 g/6 h<br>美罗培南 0.5 g/8 h<br>厄他培南 1 g/24 h<br>多利培南 1 g/8 h |

（高　翔）

# 62.

## 急性肾损伤都有哪些原因

急性肾损伤是一组以肾小球滤过率短时间内迅速下降为特点的临床综合征。临床可以表现为尿量减少、水钠潴留、容量超负荷、高血钾及酸中毒等,临检指标可以发现尿素、肌酐升高及其他代谢废物及体液潴留。

引起急性肾损伤的病因多样,概括起来主要分为肾前性、肾性和肾后性三大类。肾后性急性肾损伤相对少见,占急性肾损伤5%~10%。特征性表现为急性尿路梗阻,梗阻可以发生在肾盂到尿道的任一水平。肾前性氮质血症是最常见的类型,由肾脏血流灌注相对或绝对不足所致,占社区获得性急性肾损伤的60%~70%,医院获得性急性肾损伤的40%。早期肾实质结构可以正常,早期改善肾脏的灌注后损伤过程可逆;如缺血长时间未得到纠正,则进展至肾实质性损伤,例如肾小管损伤。事实上,此种类型的急性肾损伤和我们的日常生活最为相关。例如:胃肠炎上吐下泻十余次;吐得只剩下了胆汁,拉得只剩下了清水。这时候尽管很难受,但是需要牢记一点,必须补充足量的水分和盐分,哪怕需要静脉输液;同样的,高烧39℃,大汗出了几身、棉被也湿了几床,这时候除了保暖和休息,也切勿忘记补足水和盐。因为如果"肾脏之前"缺少了很多水和盐,就有可能影响肾脏的功能,甚至导致更严重的后果。

肾性因素占急性肾损伤的25%~40%,根据损伤部分可分为肾小球、肾小管、间质和血管损伤;其中以缺血或肾毒性物质导致的急性肾小管坏死最常见。导致肾间质损伤的因素包括药物、细菌和病毒感染,以及局限于肾脏或系统性自身免疫性疾病,如系统性红斑狼疮、干燥综合征、冷球蛋白血症等。血管因素包括微血管病,例如血栓性血小板减少性紫癜、脓毒血症、溶血性尿毒综合征等,以及大血管病,例如肾动脉栓塞。肾小球损伤因素为原发或继发性肾小球肾炎,如新月体肾炎、显微镜下血管炎等。

肾实质性急性损伤患者中相当一部分是由于肾脏实质性疾病导致，但是生活中的一些不良行为也有可能引起这种类型急性肾损伤。网络时代，很多男孩子是网络游戏的忠粉。连续几天几夜、十几二十小时的固定坐姿，游戏打得虽然过瘾，但也为“横纹肌溶解症”埋下了祸根。另外，醉酒或不良姿势等导致部分肢体长时间固定或受压也是危险行为之一。短时间内的剧烈运动，例如突然想尝试一下马拉松的感觉，也非常不值得提倡。因为由此导致的横纹肌溶解症一旦发生，释放入血液中的肌红蛋白就可以堵塞肾脏的各种管道，导致急性肾损伤。对于年轻女性，窈窕的身材和美丽的容颜是永远的追求。一些伪装成高端进口、网络直销、立竿有效但其实成分不详、产地不明的减肥药常常隐含“杀机”。而对于大众人群，社会的不断发展也让我们的生活越来越精致，对自身的感受也越来越重视，以非甾体类抗炎药（NSAIDS）为主要成分的退热、止痛药物滥用也是伤肾的一大恶习之一。与此同时，抗生素的滥用除了增加未来使用抗生素治疗的难度以外，有相当一部分药物的主要排泄途径是经过肾脏的。假如在使用的同时合并存在了“肾脏之前”的损伤因素，那么药物所可能产生的肾脏毒性将大大增加。

值得注意的是，同一致病因素可以引起不同类型的急性肾损伤。例如非甾体类药物、利尿剂既可能引起肾小球血流动力学改变导致肾前性急性肾损伤，可能引起肾实质性急性过敏性间质性肾炎；药物毒性或不合理的使用也可引起肾小管上皮细胞的肿胀、变性，甚至坏死。而从另一角度来说，同一急性肾损伤患者也常常是综合因素联合致病，参与因素往往不单一。对于普通百姓来说上述的辩证思路当然过于复杂，但如果突然发现尿量特别少或者尿液的颜色等性状发生了变化，或者存在上述提到的这些高危状况时，请不要忘记有可能肾脏出了问题，一定要立即就医检查。

（许　晶）

# 63.

## 冠脉造影和CT增强检查对肾脏有影响吗

随着影像学应用的普及、影像学成像方式的发展,CT影像技术及增强检查在许多疾病的诊断中占有了十分重要的位置;同时,随着血管造影和经皮冠脉介入技术的不断成熟和临床应用,以冠脉造影为代表的介入技术也为许多冠心病患者的诊断和治疗带来了福音。但是正如“每一枚硬币都有两面”一样,这些诊疗技术实施过程中应用的对比剂(也称造影剂)在一些人可能引起急性肾脏损伤。随着临床病例的发现及对这个问题认识的不断加深和重视,对比剂肾病或对比剂诱导的急性肾损伤已不再是陌生的名词。

那么对比剂或者造影剂究竟怎样造成了肾脏损伤呢?我们先来简单地认识一下什么是对比剂。对比剂指的是以医学成像为目的将某种特定物质引入人体内,以改变机体局部组织的影像对比度的物质。这些制品的密度可高于或低于周围组织,形成的对比用某些器械显示图像。这里介绍的肾损伤相关的对比剂主要指的是碘制剂。

目前临床应用含碘对比剂的基本结构是3-乙酰-2,4,6-三苯甲酸,为含3个碘的苯环。对比剂依照不同性质可以分为单体和二聚体对比剂,离子型和非离子型对比剂,高渗、次高渗和等渗对比剂。次高渗对比剂既往也称为低渗对比剂。次高渗对比剂是相对于高渗对比剂而言的,等渗对比剂是相对于血浆渗透压而言的;其实次高渗对比剂的渗透压仍高于血浆渗透压约2倍,因而用于替代以往“低渗的”叫法更为贴切。

对比剂肾病是指排除其他引起血清肌酐升高原因,血管内途径应用碘对比剂后2～3天内血清肌酐升高至少44 μmol/L或超过基础值25%。对比剂诱导的急性肾损伤指的是48小时内肌酐水平升高＞26.5 μmol/L

或7天内升高>50%。碘对比剂肾毒性包括化学毒性(离子性、含碘物质),渗透毒性及黏滞度相关毒性。渗透压高于血液渗透压的对比剂会导致肾血管收缩、渗透性利尿;黏滞度较高的对比剂与血液混合,可引起微循环的血流一过性减慢;肾小管阻力增加引起肾间质压力增加,导致髓质血流降低,引起缺血缺氧损伤。

目前,冠脉造影和CT增强检查过程中均会应用碘制剂的对比剂。因而在使用前应充分评估相关的危险因素以减少对比剂肾病或对比剂诱导急性肾损伤的发生。传统公认的危险因素有:高龄、慢性肾脏病伴或不伴有糖尿病。这些因素具有全球普遍性。具有临床高危因素的患者对比剂肾病的发病率或可高达50%。更多的研究报道了多种新的潜在的高危因素,包括代谢综合征、糖尿病前期、高尿酸血症、空腹血糖受损、高血压、低血压、主动脉球囊反搏、充血性心力衰竭、贫血等。此外,性别也可能是一种具有重要意义的因素。在近期的研究中≥65岁女性较同龄男性冠状动脉造影术后发生对比剂肾损伤的风险升高。因而符合上述危险因素标准的患者在接受相关检查或进行治疗前也应充分考虑,权衡诊疗的必要性;建议静脉内使用对比剂;避免大剂量或短期内重复使用碘对比剂;如必须使用,建议两次对比剂应用间隔时间最好≥14天,使用前有条件者可充分水化,尽量选用非离子型等渗且相对低黏滞度的对比剂,在达到疾病诊治的同时减少风险和痛苦。

(许　晶)



# 64.

## 肾脏病患者可以进行冠脉造影和CT增强检查吗

随着影像学检查和介入诊疗技术日益普及和不断完善,冠脉造影和CT增强检查在临床的应用越来越广泛。那么问题来了,这些诊疗技术适合所有人吗？肾脏病患者可不可以进行上述诊疗呢？目前，冠脉造影和CT增强检查过程中均会应用碘制剂的对比剂。而以碘制剂为主的对比剂是引起对比剂肾病和对比剂急性肾损伤的主要原因。研究证实，慢性肾脏病是对比剂肾病最主要的危险因素之一。我国慢性肾脏病的总患病率约为10%。研究表明，进行介入治疗的人群中，基础肾功能正常者术后对比剂肾病的发生率<2%，而血清肌酐水平增高时，对比剂肾病发生的相对风险增加。当血清肌酐>2 mg/L时，发生率可上升至>20%，而当血清肌酐>5 mg/L时，50%的病例可能发生永久性不可逆的肾损伤。可见，对比剂肾病的发生与肌酐的基础水平呈正相关。因而，肾脏病患者在接受相关检查或进行治疗前应充分考虑，权衡诊疗的必要性；如果诊治措施实在十分必要，可以参考以下几方面尽量减少对比剂造成的肾损伤或肾功能丢失。

首先，尽量选用非离子型等渗且黏滞度相对较低的低毒对比剂。第1代离子型单体高渗对比剂毒副反应大，肾功能不全者应用后发生对比剂肾病的危险很高，现临床已基本不再使用。第2代非离子型单体次高渗对比剂，渗透压仍为血浆的2～3倍，可高温消毒，耐受性、亲水性改善。第3代非离子型二聚体等渗对比剂，具有极高的水溶性，降低了对比剂的渗透压，但分子结构增大，从而黏滞度增加；但适当提高等渗造影剂的温度（例如37℃）可显著降低其黏滞度。对于第2代非离子型单体次高渗对比剂与第3代非离子型二聚体等渗对比剂的优劣，近年来有多个试验进行验证，大多数研究结果不分胜负，因此最新美国指南中取消了推荐对比剂种类的内容。但对于对比剂肾病发生的高危患者，有较多研究支持限量应用后者更为安全。此外，在检查的实施和操作过程中尽量应用最少剂量的对比剂以减轻肾脏负荷。建议静脉内而不是动脉内使用对比剂；避免大剂量或短期内重复使用，如必须使用，建议两次对比剂应用间隔时间最好≥14天。

其次，在检查或诊疗实施前应根据实际情况充分水化。水化治疗可增加肾血流量，减少肾血管收缩，缩短对比剂在肾脏停留时间，减少管型形成，降低对比剂肾病的发生率。根据2013年中华医学会放射性分会对比剂安全使用工作组关于碘对比剂使用的推荐，建议在使用碘对比剂前6～12小时至使用后24小时内，对患者给予水化。水化的方法：动脉内用药葡萄糖加154 mmol/L碳酸氢钠溶液，滴注液流率≥100 ml/h；注射对比剂后连续静脉补液≥100 ml/h，持续24小时；提倡联合应用静脉补液与口服补液以提高预防对比剂肾病的效果。静脉内用药者可使用口服补液方式，注射对比剂前4～6小时开始，持续到使用对比剂后24小时，口服清水或生理盐水，使用量100 ml/h；条件允许者，建议采用与动脉内用药相同的水化方法。当然部分肾脏病患者由于自身疾病的原因，或者合并其他基础疾病包括心功能不全等，在水化量方面有一定的限制，但也可以根据实际情况适当给予静脉水化，减少水化总量、降低水化速度、适当延长水化治疗时间，使进入体内的造影剂尽早排出。



最后，尽量控制和改善其他合并的危险因素。例如：术前将血糖、血压控制于平稳的范围内；纠正心力衰竭，改善心功能不全、贫血及低蛋白血症等利于肾损害发生的全身因素。当然也包括停用二甲双胍、非甾体抗炎药、袢利尿剂、肾毒性抗生素等相关药物。近年有研究报道，他汀类调脂药对冠心病介入治疗围手术期对比剂肾病的发生具有预防作用，已被欧洲心脏病学会作为$I_A$类推荐。他汀类药物主要通过保护肾小管内皮功能、对抗肾小管炎症和过氧化，达到防治对比剂肾病的作用。

（许　晶）

## 65.

## 预防对比剂肾病的措施有哪些

对比剂肾病定义前文已述。现在通常指的对比剂引起肾损伤相关的对比剂主要指的是碘制剂。研究表明，进行介入治疗的人群中，基础肾功能正常者术后对比剂肾病的发生率<2%;而当存在相关的危险因素时,发病的风险显著升高,发病率或可高达 50%。传统公认的危险因素有:高龄、慢性肾脏病伴或不伴有糖尿病;其他研究报道潜在的高危因素还包括女性性别、代谢综合征、糖尿病前期、高尿酸血症、空腹血糖受损、高血压、低血压、主动脉球囊反搏、充血性心力衰竭、贫血等。

预防对比剂肾病首先与使用的对比剂的性质和量有关。目前临床应用的含碘对比剂依照不同性质可以分为单体和二聚体对比剂,离子型和非离子型对比剂,高渗、次高渗和等渗对比剂。随着技术的不断革新,现今碘对比剂已经从第 1 代的高渗离子型单体,例如:泛影葡胺,衍生至出了第 2 代非离子型单体造影剂和第 3 代等渗非离子型二聚体。第 2 代非离子型单体造影剂属于次高渗对比剂,具有相对渗透压低、耐受性好等特点,性能稳定,可高温消毒,现仍较广泛地应用于临床。代表药物有碘帕醇(碘必乐)、碘海醇(欧乃派克)、碘普胺(优维显)、碘美普尔(典迈伦)、碘佛醇(安射力)等;第 3 代等渗非离子型二聚体在第 2 代的基础上进一步降低渗透压,与生理的血浆渗透压等渗,具有很好的水溶性,功能耐受性好。其缺点是相对分子质量太大(相对分子质量为 1 626),黏稠度较高。代表药物有碘克沙醇(威视派克)。但适当提高等渗造影剂的温度(例如 37℃)可显著降低其黏滞度。对于第 2 代非离子型单体次高渗对比剂与第 3 代非离子型二聚体等渗对比剂的优劣,近年来有多个试验对其进行验证,大多数研究结果不分胜负,因此最新美国指南中取消了推荐对比剂种类的内容。但对于对比剂肾病发生的高危患者,有较多研究支持限量应用后者更为安全。此外,在检查的实施和操作过程中尽量应用最少剂量的对比剂以减轻肾脏负荷。建议静脉内而不是动脉内使用对比剂;避免大剂量或短期内重复使用,如必须使用,建议两次对比剂应用间隔时间最好≥14 天。

其次,在检查或诊疗实施前的水化也可以有效预防对比剂肾损伤的发生。水化治疗增加肾血流量,减少肾血管收缩,缩短对比剂在肾脏停留时间,减少管型形成;是保证肾脏血流,同时减少肾小球上皮细胞与对比剂的接触,降低对比剂肾病的发生率,一般使用生理相容性较好的等渗晶体液。欧洲泌尿生殖协会(ESUR)指南推荐在术前及术后至少6小时应以1 ml/kg体重的速度静脉输注盐水。对于非住院患者,使用口服盐水替代静脉扩容与静脉盐水输入同样有效。口服扩容的方式对患者更方便,且花费更少。此外,水化过程中加入碱性的碳酸氢钠有助于增强水化治疗的效果。碳酸氢钠可通过降低肾小管对比剂浓度增加尿液碱化。与其他抗氧化剂治疗类似,尿液碱化可以通过对活性氧的作用,抑制过氧化氢羟基自由基的产生,从而起到保护肾脏,预防对比剂肾病的效果。

此外,在合并危险因素的患者应充分评估检查和诊疗的必要性,权衡利弊,尽可能择期进行。如诊疗十分必要,则术前控制和改善其他合并的危险因素对对比剂肾病具有较好的预防价值。例如:术前将血糖、血压控制于平稳的范围内;纠正心力衰竭,改善心、肾功能不全、贫血及低蛋白血症等利于肾损害发生的全身因素。停用可能诱发或加重肾损伤的药物,例如二甲双胍、非甾体抗炎药、袢利尿剂、肾毒性抗生素等。应用肾保护作用药物,例如他汀类调脂药、N-乙酰半胱氨酸等。存在慢性肾功能不全或基础肾脏病的患者应尽量避免使用含碘对比剂,以超声等安全性更高的检查替代。

(许　晶)

## 66.

## 运动过度会引起急性肾损伤吗

在健康关注度越来越高的今天,生命在于运动的生活方式也越来越深入人心。可是不合理的运动方式也会引起急性肾损伤,甚至更严重的后果。运动引起急性肾损伤的主要原因是运动引发了横纹肌溶解综合征。

什么是运动性横纹肌溶解综合征呢？它指的是直接创伤或缺血再灌注所造成肌损伤的全身系统表现，除了神经肌肉缺血引起的疼痛、肿胀等局部表现以外，还可伴有棕色尿、休克、酸中毒或肾衰竭等全身表现。从广义讲，运动性横纹肌溶解综合征是由于骨骼肌破坏导致细胞内容物释放入血和从尿排出的综合征。以往的发病者多见于马拉松赛跑、举重、健美运动员及强负荷军事训练的专业人员，具有鲜明的职业特征；但随着健身活动的日益兴起和普及，平素不经常锻练而突然大运动量剧烈运动的人员，甚至进行正常健身活动的人群也可引发运动性横纹肌溶解综合征。

人体的横纹肌包括，平滑肌和骨骼肌，约占人体体质量的 40%。经过多年训练的优秀男运动员可占体质量的 50%，是产生肌酐的主要来源，含丰富的水分、钾及 $Na^{+}-K^{+}-ATP$ 酶。1881 年 Fleche 首先报道了由于肌肉压迫所致的横纹肌溶解综合征。但是好好的运动是怎么会造成横纹肌溶解综合征这个看似很可怕的后果呢？主要原因是与肌细胞膜损伤和（或）细胞能量代谢障碍相关。

首先，肌肉过度收缩引起的肌肉高热（可高达 43℃），尤其在散热困难的炎热潮湿环境中，增加了肌肉代谢率和能量物质消耗；同时也提高了降解酶的活力，使横纹肌细胞更易发生损伤；而且组织中在此过程中同时增高的炎症因子可作为化学诱导，激活炎症细胞造成肌肉损伤。其次，肌肉经过剧烈、重复、长时间、高强度的机械性收缩，尤其离心性肌肉收缩后，肌肉纤维受到过度牵拉，横纹肌结构受损的同时发生缺血、再灌注损伤，肌肉组织内能量物质耗竭、毛细血管通透性增高，导致组织及间隙水肿。最后，在此过程中形成并累计的氧自由基与炎症细胞作用进一步构成细胞膜损伤，最终发生肌细胞溶解，肌球蛋白和其他细胞内分子释放入血。

那么横纹肌溶解和肾损伤之间又有怎样的因果关系呢？在横纹肌细胞损伤后诸多外漏的细胞内容物中，肌红蛋白在肾损伤发病中起核心作用。首先，肌红蛋白在肾小管内形成肌红蛋白管型，造成肾小管堵塞；其次，肌红蛋白含有的亚铁血红素除形成管型外，更重要的是血红蛋白诱发氧自由基形成，引起肾小管上皮氧化损伤；另外，血红蛋白具有清除血管松弛介质一氧化氮的作用，和大量酸性代谢产物一起引起肾内血管收缩，导致肾小管缺血性损伤。最后，坏死的肌肉组织大量储存水分进一步导致血容量、肾血流量大幅度减少及肾小管水重吸收增强，诱发尿量减少、促使血红蛋白在肾小管内的沉积，构成肾损害恶性循环。

如果运动以后出现肌肉疼痛、肿胀、无力，肉眼观察尿液呈红色、茶色、棕色或黑色，检查四肢发现肌肉肿胀、紧张度增高，以及局部有瘀血、瘀斑等，或者实验室检测发现了血清肌酸激酶、血清肌球蛋白增高，肌球蛋白尿或尿潜血阳性。出现上述任何一项，那很有可能说明你已经“中招”了，一定要及时、尽快就医。明确诊断后尽早治疗，减少或避免发生肾衰竭等严重后果。所以，生命虽然在于运动，但运动在于循序渐进，运动应尽量避免短时间内大量进行，使运动为我们的生活增添色彩，真正达到强身健体、荡涤身心的目标。

（许　晶）



## 67.

## 哪些药物可以引起横纹肌溶解综合征

近年来，随着大众健康意识的日益提升和疾病科普的不断加强，横纹肌溶解综合征对于普通民众来说已经不是一个新词汇了。但是除了地震、车祸等灾害造成的挤压伤或者过度剧烈运动等引起肌肉创伤等常见原因以外，还有一种病因常常容易被大家忽视；近年来随着内科疾病治疗药物应用的逐渐广泛，越来越多的报道发现一些治疗疾病的药物却可以引发横纹肌溶解综合征的不良反应，如果认识不足极易导致严重的后果。

药物引起的横纹肌溶解综合征近年来主要是在降脂药的应用中被人们逐渐认识和重视的。2001 年 8 月 8 日德国拜耳制药公司紧急停止销售且收回拜斯亭(baycol),即西立伐他汀钠(cerivastatin)。原因是在美国有 31 例,其他国家有 21 例因服用此药而死亡,其中有 12 例是同服了吉非贝齐。此外,全世界报道因服用此药发生致死性横纹肌溶解综合征者共有 480 例,其中包括中国 6 例。随之中国国家药品监督管理局立即于次日发出通知,中国暂停销售、使用拜斯亭。拜斯亭事件引起了医药界对以降脂药为首的药物相关横纹肌溶解综合征的重视。

事实上除了降脂药以外,很多药物也可引发少见的横纹肌溶解综合征的不良反应。横纹肌溶解综合征相关的药物可总结为以下六大类:①抗精神病药和抗抑郁药:阿米替林、苯乙肼、阿莫沙平、奋乃静、多塞平、异丙嗪、氟西汀、氯丙嗪、氟奋乃静、洛沙平、氟哌啶醇、丙咪嗪、碳酸锂、三氟拉嗪、普罗替林;②镇静催眠药:巴比妥盐类、硝西泮、氟硝西泮、苯二氮类、劳拉西泮、地西泮、三唑仑;③降血脂药:西立伐他汀、苯扎贝特、洛伐他丁、普伐他汀、环丙贝特、辛伐他汀、氯贝特;④成瘾药:阿片、安非他明、海洛因、美沙酮、可卡因、二醋吗啡;⑤抗组胺剂:苯海拉明、多西拉敏(吡苯甲醇胺);⑥其他:酒精、苯妥英、两性霉素 F、苯丙醇胺、硫唑嘌呤、奎尼丁、环孢素、水杨酸盐、他克莫司、士的宁(马钱子碱)、丁酰苯、琥珀胆碱、催吐药、氨茶碱、EC 氨基已酸、特布他林、氟烷、噻嗪类利尿药、缓泻剂、加压素、拉氧头孢、西咪替丁、麻醉药类、复方新诺明、氧烯洛尔、秋水仙碱、对乙酰氨基酚、视黄醛类、青霉胺、单胺氧化酶抑制剂、喷他脒(戊烷脒)、大环内酯类抗生素、喹诺酮类抗生素、苯环利定。

尽管上述提到的药物种类很多,但并不代表使用这些药物就会导致横纹肌溶解综合征,很多时候这些药物的应用对于疾病的治疗也是十分必要的。这种少见的不良反应发生常常有一定的诱因。此外,若在使用上述药物的同时存在某些易感因素(例如低钾血症、低钠血症、高钠血症、镁磷耗竭、低温或高热、糖尿病性酮症酸中毒或肌张力过强)时,则可增加此种不良反应的发生率。此外,上述两种药物的联用也可增加横纹肌溶解综合征的发生率,例如同时使用他汀类和贝特类降脂药。

药物引起横纹肌溶解综合征的作用机制各不相同,常见的可归纳为以下几点:①药物肌肉毒性直接引起肌纤维膜损伤;②降脂药在抑制胆固醇合成的同时,也可干扰肌肉组织内线粒体氧化磷酸化电子传递链过程,引起肌肉损伤;③低钾血症时降低了肌细胞膜转运电位,肌肉持续收缩可致缺血和坏死;④增加能量物质消耗,使能量储库耗竭。例如:酒精或某些药物中毒(如酚噻嗪类和丁酰苯类)时引起肌肉长时间不自主收缩及高热,均可增加肌肉对能量物质的需求量增加,甚至导致肌肉坏死。

我们平时在使用上述药物的过程中因注意加强不良症状和体征的监测,例如肌肉痛、肌无力、小便颜色改变(酱油色尿)、肌肉触痛肿胀、恶心、呕吐等,尤其是合并易感因素的情况下,一旦发现肌酶谱等指标变化,应警惕横纹肌溶解综合征的发生,以早期发现肌肉病变,及时尽早停用相关致病药物,以免发生急性肾衰竭等较严重的后果。

(许　晶)



## 68.

## 横纹肌溶解综合征和吃小龙虾有关系吗

鲜嫩味美的小龙虾乍一听和横纹肌溶解综合征看似风马牛不相及,但是2010年8月一场南京“小龙虾”事件让这两者紧紧连在了一起,也让“哈夫病”第1次正式进入了公众聚焦的视线。

2010年8月23日,南京《扬子晚报》首次爆出约30多名市民因食用小龙虾导致肌红蛋白超标并罹患“横纹肌溶解”,一时引发人们的恐慌。该文章怀疑造成这一症状的“罪魁”是“洗虾粉”,之后许多媒体亦纷纷追踪“洗虾粉”的真实身份。洗虾粉其实是工业领域普遍使用的一种除锈剂,有些地方甚至用作洁厕剂。对于其成分目前普遍认为有两种:一种认为是焦亚硫酸钠和柠檬酸;一种是草酸(乙二酸)。第1种说法,可以认为是比较好的结果,因为焦亚硫酸钠和柠檬酸可以作为食品添加剂,但用于清洗小龙虾显然超出了其规定的用途和最高用量;而草酸是含有二分子结晶水的无色柱状晶体,晶体受热至100.1℃时失去结晶水,受热分解出一氧化碳气体。经过长时间的水煮(彻底煮熟小龙虾至少需要20分钟以上),上述这些配方成分依然残留的可能性比较低,因而“洗虾粉”导致横纹肌溶解综合征的结论证据尚不充足。

哈夫病最早出现在1924年夏秋的波罗的海哈夫海滨一些食用水产品24小时内出现不明原因的横纹肌溶解综合征患者,并因此而得名。在此后9年内的同一季节和同一地区发现了大约1 000例患者,并发现他们发病均与吃淡水鱼有关,鱼的品种包括淡水鳕鱼、鳝鱼和梭子鱼。同时期类似的描述还出现在瑞典和前苏联。1997年在美国出现了6例进食公牛鱼导致的哈夫病。2008年6月在巴西玛瑙斯也出现25例哈夫病患者,这些患者均为食用当地的河水鱼类24小时内突发性肌痛而发病。综合流行病学特征、临床检测等分析,哈夫病也被认为是南京“小龙虾”事件的罪魁祸首;国内2001年也曾有过相关散发病例的报道。具体病因考虑耐热性毒素中毒的可能性较大。目前多数认为是鱼、蝲蛄(俗称小龙虾)等致病食物在食物链上对水中的有毒物质进行浓聚(如藻类毒素等),但到目前为止具体是哪些毒素导致发病尚不能确定。

事实上小龙虾本身的生存环境藏污纳垢,饲养小龙虾最好的环境就是污水,但污水中有很多重金属和细菌,而龙虾头部又是最容易吸附和富集上述物质的部位,所以食用小龙虾,最好要去头。活小龙虾在买来后,最好放在清水里养24～36小时,使其吐净体内的泥沙等杂质。在加工小龙虾时,它两鳃里的脏东西要清除,因为鳃毛里面吸附了很多细菌。

最好是把鳃剪掉，虾壳最好用刷子刷洗。龙虾细爪的根部最容易藏污纳垢，一定要剪掉。最后还要经过刷洗才能烹饪。此外，由于现在小龙虾人工养殖环境复杂，为确保成熟，一些不法商贩在养殖过程中甚至也会加入激素、抗生素等“催熟”保产出。因而购买时一定要注意选购来源安全的食材，或者尽量少吃或一次性食用不宜过多。另外，烹饪小龙虾一定要高温煮透，这样才能确保杀死小龙虾体内的细菌和寄生虫。死小龙虾千万不能吃。因为小龙虾是高蛋白生物，本身体内含有的细菌多，小龙虾一死，细菌立刻分解，人吃了极易中毒和拉肚子。

一般来说，横纹肌溶解综合征主要是由于挤压、外伤、剧烈运动等因素造成肌肉损伤引起的，此外一些对肌肉产生损害的病毒、药物、毒物等也会使肌肉溶解，症状较轻的产生血红蛋白尿、血清肌酶升高，严重的会引起急性肾衰竭，甚至遗留不可逆的肾脏损伤。小龙虾固然美味，但以身体的健康作为代价未免有些惨痛。所以在美食面前，我们也要时刻牢记食品安全这根弦，食用来源正规、烹饪彻底的新鲜食材，将美味和健康进行到底。

（许　晶）



## 69.

## 泌尿系统结石都需要手术治疗吗

泌尿系统结石是泌尿系统的常见病。结石可见于肾、膀胱、输尿管和尿道的任何部位，但以肾与输尿管结石为常见。临床表现因结石所在部位不同而有异，肾与输尿管结石的典型表现为肾绞痛与血尿，给患者带来很大痛苦。以往提到泌尿系统结石，往往就想到外科手术；确实，现在有了微创技术，似乎手术也不那么可怕了。其实，很多泌尿系统结石是不需要手术治疗的，现在结石的内科治疗进展也非常迅速，下面我们就来介绍一下。

首先选择非手术治疗的适应证：①结石直径<0.6 cm；②结石表面光滑；③结石以下尿路无梗阻；④结石未引起尿路完全梗阻，停留时间<2 周；⑤特殊成分的结石，如胱氨酸和尿酸结石推荐溶石和排石疗法；⑥可作为结石手术后的辅助治疗。



## 69.1 排石疗法

排石方法包括一般方法、溶石疗法和中西医结合等方法。

(1) 大量饮水：推荐每天的液体摄入量在 2.5～3.0 L 以上，使每天的尿量保持在 2.0～2.5 L 以上。尿液的冲刷有助于使结石缩小，也能促进结石排出。

(2) 双氯芬酸钠栓剂肛塞：双氯芬酸钠能够减轻输尿管水肿，减少疼痛发作风险，促进结石排出，可应用于输尿管结石。但肾功能受损的患者慎用。

(3) 口服 α-受体阻滞剂(坦索罗辛)或钙离子通道拮抗剂：坦索罗辛是一种高选择性 α-肾上腺素能受体阻滞剂，使输尿管下段平滑肌松弛，促进输尿管结石排出。

(4) 中医中药：治疗以清热利湿、通淋排石为主，佐以理气活血、软坚散结。常用的成药有尿石通等；常用的方剂如八正散、三金排石汤和四逆散等。针灸疗法无循证医学的证据，可以作为辅助疗法，包括体针、电针、穴位注射等。常用穴位有肾俞、中腕、京门、三阴交和足三里等。

## 69.2 溶石疗法

推荐应用于尿酸结石和胱氨酸结石。

(1) 尿酸结石：口服降尿酸药物如别嘌呤醇、非布司他等，根据血、尿的尿酸值调整药量。使用降尿酸药物时注意切勿使用促进尿素排泄的药物，这类药物反而可能促进结石的增长。此外，还可以口服枸橼酸氢钾钠或碳酸氢钠片，以碱化尿液维持尿液 pH 值在 6.5～6.8。

（2）胱氨酸结石：口服枸橼酸氢钾钠或碳酸氢钠片，以碱化尿液，维持尿液 pH 值在 7.0 以上。治疗无效者，应用青霉胺，注意药物副作用。

### 69.3 运动疗法

正常尿液的排泄是按照肾盏、肾盂、输尿管、膀胱、尿道的顺序而排出体外的。泌尿系统结石的排出，也要沿着这条道路才能排出体外，可根据结石部位的不同选择不同运动方式。

（1）肾结石：①肾上盏结石，居于肾的上部，应当采取直立式跑跳运动，有利于结石向肾盏方向移动。肾盏是结石排出肾脏的通道。②肾中盏结石，应当采取侧卧位。具体来说，左肾中盏结石，应当采取右侧卧位；右肾中盏结石，应当采取左侧卧位。③肾下盏结石，应当采用倒立位运动。

（2）肾盂结石：要采取侧卧法。左肾盏结石，采取右侧卧法；右肾盏结石，采取左侧卧法。

（3）输尿管结石：直立性跑跳运动。

（4）膀胱结石：要使膀胱充盈，采取直立排尿法。

（5）尿道结石：与膀胱结石措施相同。

（汤晓静）

## 70. 泌尿系统结石患者如何食疗

影响结石形成的因素很多，年龄、性别、种族、遗传、环境因素、饮食习惯和职业对结石的形成影响很大。日常生活中调整饮食习惯能对结石预防起到很好的作用，也是患者有条件做到的。根据 2011 版的泌尿系统结石诊治指南，简要介绍一下泌尿系统结石患者如何进行食疗。总的原则是要维持饮食营养的综合平衡，强调避免其中某一种营养成分的过度摄入。

(1) 饮食钙的含量：饮食钙的含量低于 800 mg(20 mmol/d)就会引起体内的负钙平衡。低钙饮食虽然能够降低尿钙的排泄，但是可能会导致骨质疏松和增加尿液草酸的排泄。摄入正常钙质含量的饮食能够帮助结合食物中摄入的草酸，减少草酸吸收，比传统的低钙饮食具有更好预防结石复发的作用。正常范围或者适当程度的高钙饮食对于预防尿路含钙结石的复发具有临床治疗的价值。除了明确存在高尿钙症的肾结石患者，其他患者推荐多食用乳制品(牛奶、干酪、酸乳酪等)、豆腐和小鱼等食品。成人每天钙的摄入量应为 800～1 000 mg。但是，药物补钙对于结石的预防可能不利，因为尿液中钙含量过高也会增加尿液的过饱和水平，可能促进结石形成。通过药物补钙来预防含钙结石的复发仅适用于肠源性高草酸尿症，口服 200～400 mg 枸橼酸钙在抑制尿液草酸排泄的同时，可以增加尿液枸橼酸的排泄。

(2) 限制饮食中草酸的摄入：虽然仅有 10%～15%的尿液草酸来源于饮食，但是，大量摄入富含草酸的食物后，尿液中的草酸排泄量会明显增加。草酸钙结石患者尤其是高草酸尿症的患者应该避免摄入诸如甘蓝、杏仁、花生、甜菜、欧芹、菠菜、大黄、红茶和可可粉等富含草酸的食物。其中，菠菜中草酸的含量是最高的，草酸钙结石患者更应该注意忌食菠菜。

(3) 限制钠盐的摄入：高钠饮食会增加尿钙的排泄，每天食盐的摄入量应少于 5 g。

(4) 限制蛋白质的过量摄入：低碳水化合物和高动物蛋白饮食与含钙结石的形成有关。高蛋白质饮食引起尿钙和尿草酸盐排泄增多的同时，使尿的枸橼酸排泄减少，并降低尿的 pH 值，是诱发尿路含钙结石形成的重要危险因素之一。

推荐摄入营养平衡的饮食，保持早、中、晚 3 餐营养的均衡性非常重要。避免过量摄入动物蛋白质，每天动物蛋白质的摄入量应该限制在 1 g/kg 以内。其中,复发性结石患者每天的蛋白质摄入量不应该超过 0.8 g/kg。

(5) 增加水果和蔬菜的摄入:饮食中水果和蔬菜的摄入可以稀释尿液中的成石危险因子,并可增加尿枸橼酸的浓度,而枸橼酸具有预防结石形成的作用。

(6) 增加粗粮及纤维素饮食:米麸可以减少尿钙的排泄,降低尿路结石的复发率,但要避免诸如麦麸等富含草酸的纤维素食物。

(7) 减少维生素 C 的摄入:维生素 C 经过自然转化后能够生成草酸。服用维生素 C 后,尿草酸的排泄会显著增加,形成草酸钙结晶的危险程度也相应增加。尽管目前还没有资料表明大剂量的维生素 C 摄入与草酸钙结石的复发有关,但是,建议复发性草酸钙结石患者避免摄入大剂量的维生素 C。推荐每天维生素 C 的摄入不要超过 1.0 g。

(8) 限制高嘌呤饮食:伴高尿酸尿症的草酸钙结石患者应避免高嘌呤饮食,推荐每天食物中嘌呤的摄入量少于 500 mg。富含嘌呤的食物有动物的内脏(肝脏及肾脏)、家禽皮、带皮的鲱鱼、沙丁鱼、凤尾鱼、啤酒、浓汤等。

(汤晓静)



# 71.

# 泌尿系统结石该如何预防

上医治未病,对泌尿系统结石来说也是如此,预防是最重要的。对不同类型的结石,也有不一样的预防方法,常见结石的预防原则介绍如下。

## 71.1 含钙结石的预防

由于目前对各种预防含钙结石复发的治疗措施仍然存在着一定的

争议，患者往往需要长期甚至终身接受治疗，因此，充分地认识各种预防措施的利弊是最重要的。

改变生活习惯和调整饮食结构：保持合适的体重指数、适当的体力活动，保持营养平衡和增加富含枸橼酸的水果摄入是预防结石复发的重要措施。

1）增加液体的摄入：推荐每天的液体摄入量在2.5～3.0 L以上，使每天的尿量保持在2.0～2.5 L以上。建议尿石症患者在家中自行测量尿的比重，使尿的比重以低于1.010为宜，以达到并维持可靠的尿液稀释度。关于饮水的种类，一般认为以草酸含量少的非奶制品液体为宜。饮用硬水是否会增加含钙结石的形成，目前仍然存在不同的看法。应避免过多饮用咖啡因、红茶、葡萄汁、苹果汁和可口可乐。推荐多喝枸橼酸盐含量丰富的橙汁、酸果蔓汁和柠檬水。

2）饮食调节：维持饮食营养的综合平衡，强调避免其中某一种营养成分的过度摄入。

3）控制体重：研究表明，超重是尿路结石形成至关重要的因素之一，应将体重指数控制在合适的范围。

4）药物预防性治疗：用于含钙结石预防性治疗的药物虽然种类很多，但是，目前疗效较为肯定的只有碱性枸橼酸盐、噻嗪类利尿剂和别嘌呤醇，且可能有一定的副作用。应在医生的指导下服用。

## 71.2 尿酸结石的预防

预防尿酸结石的关键在于增加尿量、提高尿液的pH值和减少尿酸的形成及排泄3个环节。

(1) 大量饮水：使每天的尿量保持在2 000 ml以上。

(2) 碱化尿液：使尿的pH值维持在6.5～6.8，可以给予枸橼酸氢钾钠1～2 g，每天3次；枸橼酸钾2～3 g或者枸橼酸钾钠3～6 g，每天2～3次；或者碳酸氢钠1.0 g，每天3次。

(3) 减少尿酸的形成：血尿酸或尿尿酸增高者，口服别嘌呤醇

300 mg/d。叶酸比别嘌呤醇能够更有效地抑制黄嘌呤氧化酶活性，推荐口服叶酸 5 mg/d。

### 71.3 胱氨酸结石的预防

注意大量饮水以增加胱氨酸的溶解度，保证每天的尿量在 3 000 ml 以上，即饮水量至少要达到 150 ml/h。

(1) 碱化尿液，使尿的 pH 值达到 7.5 以上。可以服枸橼酸氢钾钠 1～2 g，每天 3 次。

(2) 宜多摄入以蔬菜及谷物为主的低蛋白饮食，避免过多食用富含蛋氨酸的食物(大豆、小麦、鱼、肉、豆类和蘑菇等)，低蛋白质饮食可减少胱氨酸的排泄。

(3) 限制钠盐的摄入，推荐食盐的摄入量限制在 5g/d 以下。

(4) 尿液胱氨酸的排泄高于 3 mmol/24 h 时，应用硫普罗宁(α-巯基丙酰甘氨酸)250～2 000 mg/d 或者卡托普利 75～150 mg/d。

(汤晓静)



# 72. 单纯性肾囊肿危害大吗

肾囊肿是成年人肾脏最常见的一种结构异常，其中又以单纯性肾囊肿最为常见，遗传性肾脏囊肿性疾病所占比例相对较小。

单纯性肾囊肿为后天形成，不属于先天性或遗传性肾脏病。一般认为，单纯性肾囊肿来源于肾小管憩室，<20 岁者几乎没有单纯性肾囊肿，如果<20 岁的个体出现囊肿，要高度怀疑肾脏先天发育问题或遗传性肾脏囊肿性疾病。随着年龄的增长，肾小管憩室越来越多，肾囊肿的发生率越来越高。30～40 岁单纯肾囊肿的发生率为 10%左右，到 80 岁

时，单纯性肾囊肿的发生率达到50%以上。可以为单侧或双侧，一个或多个，大小不一，男性多见。囊肿一般位于皮质深层或髓质，直径大小不一。对囊壁结构进行显微镜下观察，可以看到覆盖单层扁平上皮细胞，由于其分泌并重吸收囊液，可持续增殖，肾囊肿呈不断增大趋势，但进展快慢不一。



单纯性肾囊肿一般不会导致患者出现任何症状，只有当囊肿压迫引起血管闭塞或尿路梗阻、囊肿内出血、破裂导致肉眼血尿时可出现相应的临床表现，有可能对肾功能产生影响。常因健康体检发现，依靠肾脏影像学检查确诊，超声、CT、磁共振成像等方法均具备极好的诊断能力，其中磁共振分辨率最高可检出3 mm直径的小囊肿。发现肾囊肿后，应当与其他遗传性肾囊肿性疾病及感染、肿瘤等其他因素导致的肾脏局部液化相鉴别。确诊为单纯性肾囊肿的患者不需要药物治疗，对于直径不超过5 cm、没有任何临床症状的单纯性肾囊肿患者，仅需每半年或1年随访肾脏囊肿变化即可。对于肾囊肿直径>5 cm的患者而言，如肾囊肿<8 cm，且没有任何因囊肿导致的临床症状时，可继续随访；肾囊肿>8 cm或5～8 cm但伴随有相关的临床症状时，可以考虑对肾囊肿进行超声引导下穿刺引流或外科微创去顶减压手术，既能缓解相关临床表现，又能消除过大囊肿自发破裂的风险。

单纯性肾囊肿预后十分良好，罕见出现上皮细胞恶变。尽管研究结果稍有争论，但一般认为单纯性肾囊肿不会影响肾脏功能，几乎不会导致终末期肾脏病，但肾脏功能下降患者容易出现肾囊肿，是一种危害十分有限的常见肾脏病。发现单纯性肾囊肿后无须忧虑，通常只需要每年或每半年复查肾脏影像学检查即可。当肾囊肿持续增大，达到相应干预标准或出现临床症状时，可以用微创的外科手段处置单纯性肾囊肿，技术成熟，临床效果良好。

（马熠熠）

# 73.

## 哪些肾脏病能够遗传

可以遗传的肾脏病具有一个共同特点：疾病的发生、发展与遗传物质异常密切相关，也就是通常所说的遗传性肾脏病。常见的遗传性肾脏病根据其具体的临床表现不同分为以下几大类。

（1）遗传性肾囊肿性疾病。这是肾脏遗传性疾病中最大的一个分类，主要包括常染色体显性多囊肾病、常染色体隐性多囊肾病、肾消耗病及髓质囊性病四大类。每一类疾病的致病基因位点均已明确，根据不同的遗传方式，在各个家系中不断产生新的患者。与其他后天获得性肾囊肿疾病完全不同，具有特殊的肾脏影像特点和全身症状。除常染色体显性多囊肾病发病率约1‰外，其他几种疾病的发病率均在万分之一以下，是导致患者发生尿毒症行透析治疗的第4位病因。

（2）遗传性肾小球疾病。这一类疾病组成复杂、多样，常见病种包括：Fabry病、遗传性肾炎（Alport综合征）、遗传性肾病综合征、薄基底膜肾病等。其共同特点为相应的基因突变引起肾脏的肾小球结构、功能异常，导致疾病发生。Fabry病在男性新生儿中发病率为1/40 000～1/110 000，Alport综合征发病率约为万分之一，遗传性肾病综合征在新生儿中发病率约万分之一。该类疾病整体治疗效果差，预后不良。

（3）遗传性肾小管间质疾病。患者有家族聚集性的肾脏功能异常，呈常染色体显性遗传，肾功能进行性损害，尿检结果阴性，无肾毒性物质接触史，小管间质损害临床表现明显。目前已知与尿调节蛋白、黏蛋白-1、肾素原及肝核转录因子1β这四大基因突变有关，发病率尚无报道，绝大多数患者在中青年即发展至尿毒症阶段。另外，遗传性范可尼综合征也属于可遗传的近端小管病变。

（4）其他可导致肾脏损害的遗传性疾病。这一类肾脏病变继发于其他系统疾病，伴随着原发病的遗传，导致其后代患者中出现类似的肾脏病理变化，其中典型代表为镰状细胞肾病。该病继发于一种常染色体显性遗传血红蛋白病——镰状细胞贫血。因为患者存在持续的慢性溶血性贫血，临床可表现出血尿、肾病综合征、肾小管功能不全直至肾衰竭的一系列变化。其子代如遗传有镰状细胞贫血则同样会出现一系列的肾脏病理变化。

以上列举的可遗传肾脏病导致终末期肾脏病的概率高，对人体健康危害性巨大，但其发病率显著偏低，累及患者总数相对较少。在临床上最为常见的肾脏病：原发性肾小球疾病（可表现为肾炎综合征或肾病综合征）、糖尿病肾病、高血压性肾损害、继发于自身免疫性疾病肾损害等都不属于可遗传性肾脏疾病。即便在家系中有多位患者罹患肾脏病，并不意味着存在遗传性肾脏病。及时到肾脏专科就诊、精确诊断是解决疑问的正确方法。

（马熠熠）

## 74.

## 常染色体显性多囊肾病是一种什么病

常染色体显性多囊肾病是人类最常见的单基因遗传性肾病，具有鲜明的遗传性疾病特点和突出的临床特征。该病最早被发现、诊断及基因定位等重要工作都是由国外学者完成，中文名称源于英文名称翻译而来。这一诊断名称在 20 世纪 80～90 年代还有过变化、调整，体现了现代医学技术的不断深入与发展。

常染色体显性多囊肾病与现用英文名称 autosomal（常染色体的）、dominant（显性）、polycystic（多囊的）、kidney（肾脏）、disease（疾病）（缩写为 ADPKD）呈一一对应关系。在还没有基因诊断技术的时代，学者们发现这种肾脏出现无数囊肿改变的疾病，其在成年人中的表现与儿童患者明显不同，ADPKD中的AD是代表adult（成年人的），用以指示为成年人患有的这种肾脏多发囊肿样改变疾病。进一步研究及基因技术的发展证实：该病的发生与年龄无关，遗传特征为代代发病；与性别无关、每一子代均为50％发病；而一部分儿童发生的肾脏无数囊肿改变疾病被证实为另外一种隐性遗传性疾病，因此A逐渐为autosomal（常染色体的）取代，D代表的是dominant（显性）。在早期国内学者在翻译时常译为常染色体显性遗传多囊肾病，但也有学者争论："遗传"二字并未出现在英文名称中，因此，中文名称最终被定义为"常染色体显性多囊肾病"。由于疾病名称长，口述复杂，在许多科普文章或指定情况下，常染色体显性多囊肾病又被简称为多囊肾病，但并不是所有的"多囊肾病"都是指"常染色体显性多囊肾病"。

常染色体显性多囊肾病的临床特征突出表现为双侧肾脏发生无数进行性增大的液性囊泡，损害肾脏的正常结构和功能。当最终患者出现肾衰竭，需行肾脏替代治疗或肾移植时，整个肾脏体积往往已极度增大，形态失常、不规则。50％以上患者在60岁时将进展至终末期肾脏病（即通常所说的尿毒症阶段）。该病除累及肾脏外，还可导致肝脏、胰腺、脾脏、泌尿生殖系统等部位的囊肿，容易合并心瓣膜病、消化道憩室和颅内动脉瘤等肾外病变。是一种严重危害人民身体健康、多系统脏器累及的遗传性疾病。

（马熠熠）



## 75.

## 肾脏有多个囊肿就一定是多囊肾病吗

广义的多囊肾病可分为后天获得性及遗传性两大类。前者是由于年龄增长、使用药物、透析及激素异常等因素，患者从单一囊肿逐渐发展为多囊肿性疾病。肾囊肿是继发于基因相关增生综合征的表现，绝大多数属于多发单纯性肾囊肿，在尿毒症维持性透析患者中能看到严重萎缩的肾脏合并较多的获得性囊肿。遗传性多囊肾病属于特定位点基因突变而导致的一组可遗传的肾脏病，根据不同的遗传方式及突变位点，主要包括常染色体显性多囊肾病、常染色体隐性多囊肾病、肾消耗病及髓质囊性病四大类，其起病年龄、临床症状和疾病预后都大不相同，以常染色体显性多囊肾病最为常见。因此，“多囊肾病”在很多情况下常被用来代称“常染色体显性多囊肾病”。

在对一位肾脏明确有多个囊肿的患者进行诊断时，不能单纯依靠囊肿个数，还应该结合囊肿的大小、分布部位、特别是有无疾病遗传史等多方面进行评价，其诊断“金标准”为基因检测。临床诊断遗传性多囊肾病必须依靠患者提供明确的家族史，就常染色体显性多囊肾病而言，其影像学诊断标准为见表 8。

**表 8　基因型不明的 ADPKD 家系风险个体超声诊断标准**

| 年龄(岁) | 标　　准 |
|---|---|
| 15～39 | 至少 3 个囊肿(一侧或双侧) |
| 40～59 | 每侧肾脏至少各 2 个囊肿 |
| ≥60 | 每侧肾脏至少 4 个囊肿 |

对于没有家族史，可疑为自发致病基因突变导致的多囊肾病患者，猜测、焦虑、担忧都于事无补，进行基因检测明确诊断是目前行之有效的最佳诊断方法。

（马熠熠）

# 76.

## 得了多囊肾病在生活上要注意什么

多囊肾病目前尚没有有效的病因治疗措施，但这并不代表没有适当的手段来延缓疾病的发生、发展。治疗性的生活方式改变是多囊肾病一体化治疗中的重要一环。

多囊肾病不断进展，最终导致患者出现尿毒症的病理生理改变基础就是整个肾脏中无数不断增大的肾脏囊肿，正常肾脏的组织结构被完全破坏。囊肿内覆盖有一层囊肿衬里上皮细胞，该细胞不断分泌、增殖是导致囊肿增大的首要原因之一。如能有效控制囊肿增大就会延缓患者病情发展。除药物外，能实现这一目标的生活方式包括：

（1）忌食含咖啡因食物：包括咖啡、巧克力、浓茶等。咖啡因能显著刺激衬里上皮细胞增殖、分泌，这是导致肾脏囊肿不断增大的直接原因。避免加剧囊肿衬里上皮细胞的增殖、分泌功能就能有效防止囊肿体积的快速增长。

（2）低盐饮食＋大饮水量：大量饮水导致尿量增多在3 000 ml以上目前已被国外文献报道认为有益于控制囊肿增长，减少囊液分泌，其作用机制类似于抗利尿激素受体拮抗剂。我们在国内人群中的研究发现，如能结合低盐饮食，其临床改善效果更佳，同时要注意观察自身一般状况变化。

（3）避免重体力劳动及剧烈运动：在重体力劳动或剧烈运动的情况下，极易出现肾囊肿内出血，而囊肿内出血将直接且快速导致囊肿体积增大，破坏肾脏结构与功能。反复肾囊肿内出血伴或不伴有肉眼血尿是多囊肾病进展、肾功能恶化的独立危险因素。

（4）避免长期精神紧张、熬夜：在熬夜、精神紧张等亚健康状态下，人体功能状态下滑、免疫功能紊乱，会对多囊肾病产生神经内分泌调节方面的异常变化，很可能加重疾病进展。

（5）积极、正确治疗并发症：多囊肾病可累及多系统脏器，容易并发高血压、心瓣膜病、颅内动脉瘤等多种疾病，一经发现，都应给予积极、正确的治疗。特别是及时治疗高血压、颅内动脉瘤，避免发生心、脑血管事件，不可放任、马虎。

尽管目前仍缺乏有效的病因治疗手段，只要能坚持以上这些良好的生活习惯，能在一定程度上控制多囊肾病的快速发展，改善患者的临床症状。

（马熠熠）



## 77. 如何评价多囊肾病的进展

多囊肾病发生及进展过程较为隐匿，绝大多数患者在没有任何症状时就已经开始出现肾脏多发囊肿。囊肿数量及大小不断增加，最后发展至尿毒症阶段。整个过程中，患者多数没有特殊的不适症状，往往只有腰酸、腰胀、腹围持续增大等表现。除体检发现疾病外，大多数患者往往是因为肉眼血尿、腰痛、发热等其他疾病症状就诊时发现。

发现疾病后，传统肾脏病监测手段（如肾小球滤过率、尿常规等）对早期多囊肾病患者没有明显价值。在多囊肾病患者病程中，估算肾小球滤过率（eGFR）可以长期保持在正常水平，而一旦出现 eGFR 下降则说明病情已发展至晚期，将很快发展至尿毒症阶段。多囊肾病患者的尿常规检查绝大多数仅表现为轻重不一的镜下血尿，约 4％患者可合并显性蛋白尿，且并不会随着病情进展而逐渐变化。

现有研究揭示：唯一能反映多囊肾病疾病逐步发展的指标是肾脏体积。有大型的多中心临床研究证实：采用影像学方法连续测定肾脏体积及其变化特点,可有效监测早期多囊肾病患者(未出现肾功能损害时)的疾病进展。多囊肾病患者肾脏体积(包括肾囊肿体积)能准确反映疾病所处阶段,连续监测肾脏体积及囊肿体积变化可以判断疾病进展及预后,从而填补了多囊肾病患者病情监测领域的空白。

在现有的几种肾脏体积测定方法中,超声检查最为方便、快捷,但其成像结果受主观影响大,缺少准确测定肾脏体积功能,且对于极大肾脏体积患者根本不能完成整体检查。CT 检查图像清晰、准确,但具有放射性,且需要使用具有肾毒性的造影剂才能实现测定肾脏体积的目标。磁共振成像则兼具准确、安全、无害的优势,不要求使用造影剂,适宜多次重复检查,是目前监测多囊肾病患者肾脏体积变化最理想的方法。

多囊肾病患者在出现肾功能异常前,应尽可能每年进行一次包括肾脏体积测定在内的全面身体检查,结合其他检测指标与肾脏体积发展变化来综合评价疾病进展情况。一旦患者出现肾功能异常,则需要严格按照慢性肾脏病患者分级随访要求进行定期复查、随访,施行一体化治疗措施。

(马熠熠)



## 78.

## 多囊肾病患者可以生出健康的下一代吗

多囊肾病作为一种遗传性疾病,其一大特征就是向子代遗传,在缺少有效病因治疗方法的现况下,有部分患者甚至因为害怕疾病遗传而放弃生育下一代。随着医学技术的不断发展,现有技术已经可以实现让多囊肾病患者生出健康的下一代。

胚胎植入前基因诊断(PGD)又被称为“第 3 代试管婴儿”技术,现已被广泛应用于辅助生殖领域。其原理在于：在体外受精形成的胚胎中取细胞进行基因检测，筛选出异常胚胎，将不携带致病基因的正常胚胎植入母亲体内，从而保证生出健康的下一代。将这一技术与多囊肾病相结合，其困难主要来自于两大部分。

（1）确切致病突变的检出。由于多囊肾病致病基因的复杂性，在很长一段时间内一直是基因检测技术领域的难点。通过不断的技术进步，现有长片段聚合酶链反应（PCR）＋高通量测序分析技术已经确保能检出 90％以上有明确家族史患者的致病突变，整体致病基因突变检出率在 80％左右。为实施后续干预、筛选提供了基础条件。

（2）少量细胞样本条件下进行特定基因检测。由于胚胎发育过程中不可能提供大量携带遗传信息物质的细胞进行检测，对活检的几个细胞进行有效的遗传物质扩增是近年来 PGD 技术得以进一步推广应用的前提。新的多次退火环状循环扩增技术、家系连锁分析技术发展、单体型分析技术等纷纷应用于临床。这些技术的进步，使得我们可以通过少量细胞进行胚胎目标基因的检测，从而实现筛选正常胚胎的目标。

目前，我们可以先检测夫妻双方患者一方的家系致病基因突变，获得明确致病基因突变信息后，采用辅助生殖、体外受精的方式形成胚胎，在囊胚期取胚胎滋养层细胞 4～8 个进行基因检测，筛选出正常胚胎后植入母亲体内，并在 16～19 周时采用羊水穿刺的方法再次确认，最后分娩出健康的下一代。这一方法适合于有明确家族史、有强烈生育健康下一代愿望的多囊肾病夫妇。对于无明确家族史患者而言，由于无法实施家系连锁分析方法，其胚胎检测结果假阴性可能性大，风险相对较高。另一方面，女性自身卵巢功能十分关键。年龄大或自患多囊肾病的女性其自身卵巢功能常有显著下降，在辅助生殖操作过程中，获卵数少，形成的有效胚胎少也会显著增加技术成功的难度。年轻夫妇实施辅助生殖干预成功概率要高于大龄夫妇。

在现有条件下，多囊肾病患者生育健康下一代的整个技术流程已完全可行，并已进入临床实施阶段。在不久的将来即将成为一项能常规开展的诊疗措施，为广大多囊肾病患者带来福音。

（马熠熠）

## 79.

## 什么是慢性肾脏病，如何分期

当您感觉到经常疲劳、乏力腰酸、夜尿增多、下肢水肿、尿中出现大量泡沫时，此时需警惕慢性肾脏病已悄然来临！我们都知道，肾脏是人体的“下水道”，是产生尿液的场所，随着尿液排出体外的还有人体日常产生的代谢废物和毒物。若是肾脏出现问题，水和代谢废物得不到及时排泄，蓄积在体内就会导致人体内环境紊乱。随之而来，身体各个脏器功能都将都会受累及，影响人体的生命和生活质量。

慢性肾脏病是一种常见病，据统计在我国的患病率约为10%，即每10个人就有一个可能罹患肾脏病。在各个年龄段均可发病，但有肾脏病家族史的，高血糖、高血压、高血脂病史，应用肾毒性药物史，以及肥胖，高蛋白饮食、吸烟等不良生活方式，还有贫血、感染，包括肝炎病毒感染，全身肿瘤、心血管病都是慢性肾脏病的危险因素。我国所有的慢性肾脏病中，目前仍以原发性肾小球肾炎较为常见（尤以IgA肾病最为多见）。近年来随着人口老龄化及人们生活方式的变化，糖尿病肾病、高血压肾小动脉硬化的发病率也在逐年升高。

慢性肾脏病早期临床表现轻微，不像其他疾病有例如发热、咳嗽、疼痛等症状，等到疾病加重出现高血压、水肿、大量泡沫尿等表现引起重视而就诊时，往往病情已较重，失去早期诊断、治疗的机会，故慢性肾脏病也被称之为“无声的杀手”。因此，早重视、早检查、早治疗尤为重要。

那么什么是慢性肾脏病呢？

根据国内外共识，各种原因引起的肾脏结构和功能障碍时间超过3个月，包括各种病理损伤、血液和尿液成分异常、影像学检查异常、不明原因的肾小球滤过率下降，都可称作为慢性肾脏病。评估肾脏功能的好坏，最为敏感的指标之一就是“肾小球滤过率(GFR)”，该指标可以通过检查获得，临床上将GFR作为常用的衡量肾功能的重要指标。它表示1分钟内两肾生成滤液的量，正常成人的GFR在80～120 ml/min，降低预示着肾脏功能的受损。近年来，美国肾脏病基金会(K/DOQI)专家组对慢性肾脏病(CKD)的分期方法提出了新的建议，如表9所示，以此来表示肾脏损害的严重程度，指导临床的治疗和护理。

**表9　慢性肾脏病的分期**

| 分期 | 描　述 | GFR[ml/(min.1.73m²)] | 说　明 |
|---|---|---|---|
| 1 | 肾损伤指标(＋)，GFR正常 | ＞90 | GFR无异常，重点诊治原发病 |
| 2 | 肾损伤指标(＋)，GFR轻度降 | 60～89 | 减慢CKD进展，降低心血管病风险 |
| 3 | GFR中度下降 | 30～59 | 减慢CKD进展，评估治疗并发症 |
| 4 | GFR重度下降 | 15～59 | 综合治疗，治疗并发症 |
| 5 | 肾衰竭 | ＜15或透析 | 透析前准备及透析治疗 |

根据GFR可以将慢性肾脏病分为5期，在CKD的不同阶段，其临床表现也各不相同。在CKD3期之前，大多数患者可完全没有症状，所以当发生乏力、腰酸、水肿、泡沫尿、夜尿增多(每晚大于3次)等症状时，应足以引起重视及时就诊；如发生食欲减退、代谢性酸中毒及轻度贫血等较重的症状时，更应到医院及时诊治。每个人应关注身体的变化，以便早发现、早干预，可有效阻止病情的进展，防止并发症的发生，提高生存率。

CKD3期以后，患者即可出现肾功能不全的症状。除上述症状进一步加重以外，还伴有恶心呕吐、腰痛、全身水肿、血压升高、呼气带尿味、骨痛、皮肤瘙痒、肌肉震颤、手脚麻木、嗜睡、反应迟钝等表现。化验检查可发现贫血、血清肌酐和尿素氮浓度升高等。此时应积极针对原发病进行治疗，处理各种危险因素，延缓慢性肾功能不全的进展。进入尿毒症晚期时，心、肝、肺等多脏器功能都将受累，应及时进行包括血液透析、腹膜透析及肾脏移植等替代治疗。随着医学技术的日益进步，目前行肾脏替代治疗的患者生存率不断提高，许多能达到二三十年及以上，并能从事日常的工作及生活。

肾脏疾病是一种可防、可治的疾病，因此应密切关注自身情况，及时到医院检查和就诊，延缓疾病的进展，减少并发症，延缓进展到肾脏功能终末期，提高患者生活和生命质量。

（赵学智）



## 80.

## 慢性肾脏病患者可以吃豆制品吗

豆制品主要分为两大类，即以大豆为原料的大豆食品和以其他杂豆为原料的其他豆制品，我们通常说的豆制品指前者。豆制品是中国的传统美食，种类繁多；豆制品不仅味道鲜美，且蛋白质含量高、营养丰富，深受人民群众的喜爱。在肾脏病门诊经常会遇到慢性肾脏病的患者问："大夫，我有慢性肾脏病，还能吃豆制品吗？"这个时候可以肯定地告诉患者："能吃，但不能随便吃。"别看这个问题简单，有很多医生自己还不清楚，经常误导患者。

要搞清楚这个问题，先要了解优质蛋白的概念。蛋白质的主要功能是构成人体组织，以及合成各种酶、激素和抗体等。构成蛋白质的基本元素是氨基酸，其种类共约 20 种。在这 20 种氨基酸中，只有 9 种是人体自身不能合成，需要从食物中摄取的，称之为必需氨基酸。食物蛋白质的氨基酸模式越接近人体蛋白质的氨基酸模式，则这种蛋白质越容易被人体吸收利用，称为优质蛋白。而非优质蛋白在代谢过程中，要产生较多的代谢产物，这些代谢产物都要通过肾脏排泄，增加肾脏负担。因此，慢性肾脏病患者的饮食要求是以优质蛋白为主，如果肾功能受损，还要求低蛋白饮食。

传统观念认为慢性肾病患者不宜摄入大豆及豆制品，理由是大豆蛋白属植物蛋白，生物效价偏低，且含有较多的非必需氨基酸。摄入大豆将进一步造成慢性肾病患者氨基酸代谢紊乱和血中氮质潴留，加重肾损害。那么这种观点到底对不对呢？答案是否定的。其实大豆蛋白除了蛋氨酸含量相对较低外，其余必需氨基酸种类和含量几乎与动物蛋白相似，经蛋白质消化率校正后的氨基酸得分值与鸡蛋清蛋白相同，并高于牛肉等动物蛋白，所以大豆蛋白是植物中唯一类似于动物蛋白的优质蛋白。而且和一般的动物蛋白相比，大豆蛋白还有独特的优点。大豆在富含优质蛋白的同时，几乎不含胆固醇，而且＞80％的脂肪为不饱和脂肪酸。大豆中含有丰富的维生素 E、B 族维生素和植物化学物质，如大豆异黄酮、大豆皂甙、植酸、大豆多肽等，具有抗氧化，抑制炎症，抗凝，预防高血压、冠心病、动脉硬化的功效。近期有越来越多的临床研究发现，大豆蛋白与动物蛋白相比，有降低慢性肾病患者血脂、减少蛋白尿及延缓肾功能进展的作用。因此，慢性肾脏病患者是完全可以食用含优质蛋白的豆制品的。

但是，大豆再好，也不能无节制的多吃。患者要了解大豆蛋白的特点，科学地吃豆制品。首先，大豆蛋白质含量很高，25 g 大豆、50 g 豆干的蛋白质含量相当于 50 g 瘦猪肉，所以要根据体重计算总蛋白摄入量，避免蛋白质摄入超标；尤其是给予优质低蛋白饮食的慢性肾功能不全患者，需要运用食物交换份进行计算。其次，对于合并高尿酸血症、高磷血症、高钾血症的慢性肾脏病患者，也不适合多吃大豆及豆制品。这是因为大豆中嘌呤、磷、钾的含量较高，会加重代谢紊乱。当然，嘴馋的时候吃一两块豆腐是没问题的。再次，豆制品种类繁多，其中有些豆制品如腐竹、豆腐衣等在加工过程中添加了大量的盐和油，不适宜慢性肾脏病患者食用，而以豆腐和豆浆则较为理想。

总之，慢性肾脏病患者也是可以进食豆制品的，但要根据具体病情来控制种类和数量。

（汤晓静）

## 81.

## 慢性肾脏病患者需要限盐吗

经过多年的宣传，高血压和盐的关系已经广为人知了，都知道多吃盐容易血压高。那么慢性肾脏病患者需不需要限盐呢？首先我们来看看这个。2012 年 2 月，中国宋庆龄基金会设立了“橙心关爱-慢性肾病患者教育”公益项目，旨在提高社会大众对于慢性肾脏病的知晓度和重视度，吸引更多的爱心机构和人士投入慢性肾衰竭防治事业中来。2015 年 5 月 21 日，宋庆龄基金会首次倡议，每年 5 月 23 日在全国设立“肾脏关爱日”，其谐音为“我爱肾”。当年的主题就是“关爱肾脏，力挺低盐”。

看到这里，答案也就呼之欲出了，慢性肾脏病患者是需要限盐的。下面我们就来了解一下为什么要限盐。盐的化学名称是氯化钠，它是人体摄入的最主要的含钠物质。正常人钠的摄入量取决于食物中的含钠量。机体钠的排出途径主要有 3 条：尿、汗和粪便，90%～95%的钠经过肾脏从尿中排泄。

在盐与肾脏病进展的研究中，最常提到的是高血压。因为高血压既是慢性肾脏病的常见病因，又是它的重要并发症，它们互相影响，形成一个恶性循环。而过多盐的摄入导致高血压的发生已经是确证无疑的。国际上一系列大规模研究，包括 INTERSALT 研究、TOHP 研究和 DASH 研究均证实：盐与血压直接相关，限制盐的摄入有利于血压偏高或高血压患者的血压控制。那么为什么高盐摄入仅引起一部分人血压升高而并非所有人呢？研究者把因为盐的摄入或排泄而引起血压明显变化的现象称为盐敏感性。而慢性肾脏病患者的盐敏感性和高血压的发生率明显高于普通人群，尤其在慢性肾功能不全患者。可见盐对慢性肾脏病患者血压的影响更大，这个人群更需要限盐。

蛋白尿是慢性肾脏病进展的重要危险因素，而盐的摄入也能直接影响蛋白尿的量。摄盐过多选择性地作用于入球小动脉，使其内膜增生，平滑肌排列改变，大量肾素分泌。入球小动脉平滑肌的改变又促使肾小球血流进行自我调节，于是在由摄盐过多所致的高血压背景下，肾小球内血流动力学明显障碍，促使蛋白尿形成。饮食限盐能够减少蛋白尿，并且这一作用独立于降压之外。这也能够延缓慢性肾脏病的进展。

但是，限盐也不是无下限的。一些患者甚至健康人有个误区，认为盐越少吃越好。其实，盐也是身体所必需的成分，缺盐也会生病。长期过度限盐，会导致血清钠含量过低，引起神经、精神症状，出现食欲不振、四肢无力、眩晕等现象，严重时还会出现厌食、恶心、心率加速、视力模糊等症状，甚至危及生命。

慢性肾脏病患者应随着病情调整盐摄入量。一般每天盐的摄入量控制在 3～5 g 以内即可；终末期肾衰竭即尿毒症患者出现明显水肿或血压升高时，应该更严格一些。当患者出现低血压、血钠低、使用利尿剂或者夏季大量出汗时，盐的摄入量应该适当增加。如何合理控制盐摄入，患者一定要咨询医生，别擅自做主。

（汤晓静）

## 82.

## 慢性肾脏病患者可以吃海参等补品吗

近十几年来，海参产品大行其市，称其“高蛋白”。海参含高蛋白这一特点被宣传得路人皆知。在很多人看来，"高蛋白"就是营养丰富的代名词。而且，海参产品宣称的蛋白质含量不断"攀升"，由早期的 51%到后来的 58%，甚至宣称高达 90.82%！事实上，海参蛋白质含量的高低很大程度上是加工方法决定的，加工越干燥，水分含量越少，则海参产品的蛋白质含量越高。而鲜活海参因为水分含量多达 77.1%，故其蛋白质含量只有 16.5%，该数值与普通鱼类或海虾相当。在食用时，干海参需要"水发"，含水量更大增至 93.5%，其蛋白质含量仅有 6%！只相当于鸡蛋蛋白质含量的一半而已。最关键的是，海参中的蛋白质主要是胶原蛋白，其营养价值比乳清蛋白、大豆蛋白、肌肉蛋白、鸡蛋蛋白都要低的多，并不是"优质蛋白"。海参严重缺乏人体必需氨基酸"色氨酸"。每克海参蛋白质仅含有 5.2 mg 色氨酸，其氨基酸评分只有 0.52，不但低于肉末(0.73)等优质蛋白，甚至低于大米(0.58)和土豆(0.64)等非优质蛋白。

对于慢性肾脏病患者来说，为了减轻肾脏负担，应该给予优质低蛋白饮食，也就是限制蛋白质摄入量的同时给予营养丰富的优质蛋白，以保证人体必需氨基酸的摄入量。而海参产品即非高蛋白食物，又非优质蛋白，显然对于慢性肾脏病患者的营养治疗无明显益处。

实际上，海参的真正价值并不在于"高蛋白"，而是其中含有的某些特殊成分。研究发现海参中具有保健作用的成分主要是海参粘多糖、甾醇、三萜醇、刺参甙元、海参皂甙等。这些成分的共同保健作用是增强免疫力、抗癌、抗凝血、镇痛解痉、抗病毒和抗疲劳等。卫生部及国家食品药品监督管理局审批海参类保健食品的功效也仅仅是根据其有增强免疫力和抗疲劳的作用。一些肾病综合征和慢性肾炎患者服用激素和免疫抑制剂治疗后存在免疫力低下，尿毒症维持透析的患者也往往存在免疫功能低下，并且是肿瘤高发人群。因此，从海参增强免疫力的角度说，慢性肾脏病患者可适当吃一些海参产品。但需要注意的是，海参产品的蛋白质营养价值并不高，由于慢性肾脏病患者每天蛋白质摄入总量的限制，吃了海参之后必须限制其他蛋白质的摄入量，尤其是非优质蛋白如谷物、蔬菜等的摄入。

（汤晓静）



## 83. 慢性肾脏病患者需要控制饮水量吗

水是生命之源，哪里有水，哪里就有生命。人的一切生命活动都离不开水，人体内的水分大约占到体重的65%。没有食物，人可以活较长时间（有人估计为2个月），如果连水也没有，顶多能活1周左右。水和肾脏的关系非常密切，肾脏的基本功能之一就是调节体内水的平衡。肾脏病的常见症状之一就是水肿，这是因为很多慢性肾脏病的患者可能出现排水功能受损，体内水、钠潴留。

那么慢性肾脏病患者需要控制饮水量吗？答案不是简单的"是"或"不是"，而是要根据具体的疾病类型和过程来确定。先举个急性肾衰竭的例子，经典的病程包括少尿期、多尿期和恢复期。在早期的少尿期，患者出现少尿甚至无尿，这个时候就要控制饮水量，减轻水肿；严重的甚至要通过临时透析来帮助身体排水。之后的多尿期患者每天尿量可多达四五千毫升，这种情况下如果再控制饮水，患者就要脱水了，所以应该根据尿量来控制饮水量。

慢性肾脏病就更复杂了，有几种常见的慢性肾脏病，不但不需要控制饮水，还要适当多喝水。首先是肾结石，在肾结石的形成过程中，尿液浓缩是一个重要因素。多喝水可以稀释尿液，防止尿结石的形成，并且能延缓结石变大的速度，因此对肾结石的预防有着非常重要的意义。同时，在小结石的下移排出过程中，大量饮水也可以帮助小结石的顺利排出。在正确治疗肾结石的前提下，一般建议肾结石患者多喝水，而且每天要喝2 000～3 000 ml。当然，并不是所有的肾结石都可以多喝水，当结石过大、直径超过 1 cm 时，有先天性输尿管狭窄和尿路梗阻时，不能盲目多喝水，可能会加剧肾积水的程度。尿路感染也是如此，多饮水对尿路有一定的冲刷作用，可以避免细菌繁殖，减少尿路感染复发的机会。还有最常见的遗传性肾脏病常染色体显性多囊肾病，在疾病早中期肾功能正常的时候，多饮水有利于降低尿液渗透压，减缓囊肿生长速度。国外的动物实验上早已证实这一点，目前推荐尿量正常没有水肿的多囊肾病患者每天要达到饮水量 4 000 ml 左右，保持尿量在 2 000～2 500 ml。

要控制饮水的主要是那些因为慢性肾炎或肾功能受损引起尿量减少、体内水分过多的慢性肾脏病患者。短期内摄入水过多会导致容量超负荷，出现水肿、高血压、心功能不全，长期容量超负荷会导致心室肥厚等一系列不可逆的心血管并发症。像糖尿病肾病和肾病综合征这些常见慢性肾脏病，经常以水肿为主要表现，应该根据尿量、出汗、进食等情况综合判断，确定每天的饮水量，保持负平衡，有利于消肿。在疾病平稳期，没有水肿时，可以适当增加饮水量。

无尿的透析患者尤其需要注意控制饮水量，临床上因为多喝了半杯水就导致喘不过气、急性心力衰竭必须紧急透析的患者并不少见。对于这些患者来讲，可以说一滴水都要掂量掂量，最好在肾内科或营养科专业医生的指导下根据透析和日常消耗情况来制订每天的饮水和饮食。

（汤晓静）

# 84.

## 慢性肾脏病患者为什么需要限制蛋白质摄入

蛋白质是生命的物质基础，是构成细胞的基本有机物，是生命活动的主要承担者，没有蛋白质就没有生命。蛋白质占人体重量的 16%～

20%，即一个 60 kg 重的成年人其体内有蛋白质 9.6～12 kg。人体内蛋白质的种类很多，性质、功能各异，但都是由 20 多种氨基酸按不同比例组合而成的，并在体内不断进行代谢与更新。既然蛋白质如此重要，慢性肾脏病（CKD）患者为什么需要限制蛋白质摄入呢？这与蛋白质在体内的代谢和排泄过程相关。因为蛋白质在体内的代谢过程中生产很多含氮废物，包括尿素、尿酸等，都是经过肾脏排泄。如果产生的废物过多，会增加肾脏负担，损伤肾脏。

多年研究显示限制蛋白质摄入已经成为慢性肾脏病尤其是肾功能不全的基础治疗之一，效果明确。限制蛋白质摄入包括种类和量，即优质低蛋白饮食。所谓优质蛋白是指所含各种氨基酸的比率接近人体蛋白质氨基酸比率的蛋白质，其氨基酸利用率高，产生代谢废物少。这类食物有蛋白、家禽、鱼、瘦肉和大豆蛋白等；另一类则为非优质蛋白，又称低生物价蛋白质，如米、面、水果、蔬菜中的植物蛋白质。在施行低蛋白饮食，尤其极低蛋白饮食治疗时，为防止营养不良，建议给患者同时补充复方 α-酮酸制剂。研究证实低蛋白饮食加复方 α-酮酸制剂治疗有如下益处：①减轻氮质血症，改善代谢性酸中毒；②补充机体所缺必需氨基酸，改善蛋白质代谢；③减轻胰岛素抵抗，改善糖代谢；④提高脂酶活性，改善脂代谢；⑤降低高血磷，改善低血钙，减轻继发性甲状旁腺功能亢进；⑥减少蛋白尿排泄，延缓慢性肾脏病进展。

对于肾功能正常而有蛋白尿的慢性肾脏病患者，摄入蛋白的量应比正常人略低，推荐蛋白质摄入量为每天 0.8～1 g/kg，以减轻大量摄入蛋白质对肾脏的负担。切勿因为某些患者有低蛋白血症而给予高蛋白饮食。殊不知，补得越多，从肾脏“漏”的也越多。对于肾功能不全的患者蛋白质的摄入量限制更严格，这个要根据患者的肾功能分期来确定。CKD 第 1～2 期原则上宜减少饮食蛋白，推荐蛋白入量 0.8 g/(kg·d)。从 CKD 第 3 期起[GFR＜60 ml/(min·1.73m$^2$)]即应开始低蛋白饮食治疗，推荐蛋白入量 0.6 g/(kg·d)，并可补充复方 α-酮酸制剂

0.12 g/(kg·d)。在低蛋白饮食中，约 50%蛋白应为优质蛋白。

（汤晓静）

# 85. 慢性肾脏病患者需要补充维生素吗

慢性肾脏病(CKD)有很多种，维生素也有很多种，所以很难简单地回答这个问题，而要具体情况具体分析。维生素 D 可谓是与肾脏联系最紧密的维生素了，已经成为慢性肾脏病治疗的基础之一。相关研究很多，也有相应的指南。其他维生素的缺乏也可能存在于慢性肾脏病患者中，当有某种维生素缺乏的证据时可以针对性地补充。但还没有哪种维生素被额外推荐用于慢性肾脏病。



## 85.1 维生素 D

人体可从食物中获得部分维生素 $D_2$ 和维生素 $D_3$，但大部分维生素 D 都是皮肤在紫外线的照射下生成的。维生素 $D_3$ 首先在肝脏经 25-羟化酶作用下转化为 25(OH)$D_3$，再在肾脏近端小管经 1α 羟化酶作用生成 1,25(OH)$_2$$D_3$（骨化三醇），也称活性维生素 D。CKD 患者由于肾脏结构和功能被破坏，普遍存在维生素 D 缺乏，造成骨骼和钙磷代谢异常。近年来越来越多的研究表明，除调节骨矿物质代谢外，维生素 D 还具有调节免疫、维护心血管健康、抑制炎症反应、缓解胰岛素抵抗等作用。中华医学会肾脏病分会在 2013 年制定的慢性肾脏病矿物质与骨异常诊治指导，对维生素 D 的用法进行了规范。CKD 患者如果合并骨质疏松和(或)高骨折风险，可予活性维生素 D 及其类似物和钙剂治疗。

(1) CKD1～2 期患者，合并骨质疏松和(或)高骨折风险，参照普通人群的治疗方案，在补充钙剂的基础上，补充活性维生素 D 及其类

似物；

(2) CKD3～5 期且未接受透析合并低骨密度和(或)高骨折风险的患者，如果甲状旁腺素(PTH)水平在正常范围，可补充活性维生素 D 及其类似物；

(3) CKD3～5 期且未接受透析合并低骨密度和(或)高骨折风险的患者，如果甲状旁腺素进行性升高并且在纠正了可调节因素后仍持续高于正常值上限，建议使用活性维生素 D 及其类似物治疗；

(4) CKD5 期已接受透析治疗的患者，如果甲状旁腺素水平升高超过目标值，建议使用活性维生素 D 及其类似物治疗。如果甲状旁腺素在目标范围内快速增加或者降低，应开始或调整活性维生素 D 治疗，以避免甲状旁腺素超出目标范围。

此外，很多研究表明，活性维生素 D 对于蛋白尿也有一定的治疗作用。在一个临床研究中，给予确诊为 IgA 肾病、使用阻断肾素-血管紧张素系统类药物仍有持续蛋白尿的患者口服骨化三醇治疗，干预剂量为 0.5 μg，2 次/周，持续 12 周。结果发现患者尿蛋白均出现了中度下降，血压及肾功能未见明显变化。因此对于没有骨病风险的蛋白尿患者，也可以应用活性维生素 D。

## 85.2 其他维生素

关于其他维生素在肾脏病患者中的研究并不多。现有的研究发现在血液透析患者补充 B 族维生素不能改善预后，对于贫血严重的患者，补充维生素 $B_{12}$、维生素 $B_6$ 或叶酸可能有益。补充抗氧化剂维生素 E 的结果存在争议。有人将维生素 E 试用于治疗慢性肾炎，但还缺乏足够的证据。维生素 K 是骨钙蛋白羟化的辅助因子，一个 50 名透析患者的小规模试验证明维生素 K 能显著提高骨钙蛋白水平。在啮齿类动物研究中发现，维生素 $K_2$ 能减少血管钙化，但目前尚缺乏临床研究证据。

(汤晓静)

# 86.

## 慢性肾衰竭患者如何合理补钙

慢性肾衰竭患者由于肾功能损害常有许多并发症，慢性肾脏病-矿物质和骨代谢异常（CKD - MBD）是常见并发症之一。CKD - MBD 包括钙、磷代谢的异常、骨代谢的异常及心血管和其他软组织钙化。临床上出现以上的一项或多项即可定义。CKD - MBD 可出现继发性甲状旁腺功能亢进，骨质疏松症，动脉钙化，血磷、血钙异常等。

低钙血症是 CKD - MBD 常见的表现之一，由于慢性肾衰竭患者肾脏内分泌功能受损，合成活性维生素 D 能力下降，其水平不足会导致胃肠道吸收钙障碍引起低钙血症。此外，慢性肾衰竭患者往往食欲减退，饮食钙摄入不足。同时，肾衰竭时肾脏排磷功能受损，胃肠道排出过多的磷与钙形成磷酸盐沉积会影响钙的吸收障碍，进一步加重钙血症。低钙血症存在很多弊端，可导致神经肌肉兴奋性增强，引起惊厥或手足抽搐等不适症状；较重时可表现为手腕弯曲、手指强直、拇指内收、贴近掌心、足踝关节伸直、脚趾下屈、屈跖呈弓状；严重时可有喉痉挛、呼吸困难，甚至存在生命危险，可致窒息死亡。低钙血症还可加重患者的骨质疏松，易发生骨折。因此，补钙成为慢性肾衰竭患者的常规治疗，一方面可以减少不适症状，更能防治由血钙降低并发甲状腺功能亢进和慢性骨营养不良症。

那么，患者在什么情况下需要补钙呢？如果血清总钙低于正常值（2.1 mol/L），临床有低钙症状如抽搐、肢体麻木或 iPTH 高于目标值，可给予钙盐或维生素 D 制剂。

目前透析患者用的补钙方法包括口服补钙、透析液补钙及静脉补钙。口服补钙又是其中最常用的方法，患者可以在适量增加含钙食物摄入的同时常规使用含钙制剂，口服钙制剂包括葡萄糖酸钙、枸橼酸钙、碳酸钙和醋酸钙。碳酸钙和醋酸钙作为磷结合剂，既能降磷又能补钙。采用腹膜透析的低血钙患者可以通过使用钙离子浓度为1.75 mmol/L的透析液补钙。严重的低钙血症患者可出现心律失常、抽搐、手脚发麻等低血钙危象，若不及时处理可危及生命，此时需静脉推注葡萄糖酸钙或氯化钙。



但是，是否对于慢性肾衰竭患者来说，补越多的钙就越好么？答案是否定的。2010年透析预后与实践模式研究提示，当血钙高于2.5 mmol/L时，慢性肾衰竭患者病死率与存在低钙血症时同样都会显著升高。当血钙过高时，机体会促进钙沉积于骨骼，甚至沉积于软组织及血管壁来降低血钙。当补钙过度时，患者心血管钙化的风险增加。所以建议控制血钙浓度在正常范围内（2.1～2.5 mmol/L）。

目前透析患者普遍存在钙化现象，这与我国血液透析患者维生素D使用率和钙剂摄入量均较高有一定的关系。因此，患者需定期复查血钙，在医生的指导下合理补钙，切不可盲目。如果血钙高于目标值，应该对可能引起血钙水平升高的治疗进行调整如减少或停用含钙的磷结合剂，减少或停用维生素D制剂，应用低钙透析液等。

（戴　兵）

# 87.

## 肾脏病对性生活有影响吗

很多肾脏病患者会问医生：“我的肾脏有病，对性生活吗有影响吗？”在回答这个问题前，我们首先来明确一下中、西医肾脏的范围。一般来讲，患者询问的“肾”涉及部分中医意义上的“肾”，中医范畴的肾除了泌尿和内分泌作用外，主要负责生殖，以及主导生长、发育、衰老、免疫等，其象征意义比实质功能大很多。而西医中的肾脏，主要指实质性的器官，主要功能是泌尿，还有部分内分泌功能，主要是解剖上的肾。

在明确了西医肾脏的范围后，对于肾脏病患者能否进行性生活，需要根据不同的疾病，以及不同疾病的不同时期和治疗情况，进行分类指导，而不能一刀切。

（1）比较轻微的肾脏病，处于观察随访期或未接受特殊治疗的，如肾囊肿性疾病、肾结石稳定期、病情较轻及稳定的肾小球肾炎、处于较早期的稳定的肾功能不全、良性肿瘤患者等，原则上都可以适度性生活，强度和频率以不感到劳累、不影响生活和工作为宜。

（2）比较严重的肾脏病患者，如大量蛋白尿甚至肾病综合征患者，以及急、慢性肾功能不全患者处于透析前期或早期透析患者，则应以休息为主，避免性生活。这些患者全身情况较差，可能有明显的水肿、少尿、高血压，可能接受大量药物包括激素和免疫抑制剂的治疗，身体内环境和代谢处于不稳定时期，应避免过度劳累。当然，并不排斥配偶言语的关心和身体的拥抱，这利于让患者感受到家人的关爱和支持，保持良好的心态来战胜疾病。

（3）对于慢性肾衰竭晚期即尿毒症行维持性血液透析或腹膜透析的患者，如果病情稳定，一般可以适当进行性生活。但由于尿毒症患者症状多样、反复，病程冗长，透析和药物治疗繁复且费用高昂，很多患者可能存在程度不一的心理障碍；同时由于体内激素水平的变化，造成性欲下降，缺乏性趣。此时，需要配偶的关心和支持。

此外，肾脏病患者进行性生活有以下注意点。由于肾脏病患者常常存在免疫力低下和紊乱，很容易合并各种感染包括泌尿系统感染，肾脏病患者进行性生活时，患者和配偶需要注意清洁卫生。女性肾脏病患者还可以在性生活后排尿一次。另外，由于肾脏病患者患病期间身体状况并不在最佳状态，而且服药对于后代可能存在一定影响，建议性生活时采取避孕措施。若不慎怀孕，再进行人工流产，将是对全身尤其是肾脏的再次打击。

（胡小红）

# 88.

## 哪些慢性肾脏病患者不宜妊娠



很多患者，尤其是年轻的未生育的患者，确诊得了慢性肾脏病后，担心自己以后不能生孩子，给患者本人和家庭带来沉重的心理负担和巨大的打击。其实，慢性肾脏病患者能正常怀孕、分娩的也不在少数，关键是要看患了什么样的肾脏病，以及是否伴有高血压、蛋白尿和肾功能减退的程度。

(1) 急性肾炎患者：怀孕时机为治愈一年后。

对于急性肾炎患者，在肾炎活动区受孕容易流产、早产，妊娠高血压综合征的发生率也会增加，而且不利于肾炎的治疗和恢复。一般认为，在急性肾炎治愈、尿检检查正常至少一年后妊娠为宜。

(2) 狼疮性肾炎患者：怀孕时机为病情稳定 6 个月以上。

狼疮性肾炎患者怀孕后可导致病情复发或加剧，流产、早产、死胎的发生率也增加，因此过去并不建议妊娠。但随着医疗技术的进步，一些狼疮性肾炎患者也成功妊娠并产下了健康的宝宝。现在认为，患者在病情稳定 6 个月以上可以考虑妊娠。如果 24 h 尿蛋白定量低于 1 g，血压和肾功能正常，可以在医生的详细检查及严格监控下怀孕，但必须密切随访，严格按照医生的医嘱用药。

(3) 慢性肾炎、糖尿病肾病患者：怀孕时机为血压、尿蛋白控制良好，血清肌酐≤123 μmol/L。

慢性肾炎、糖尿病肾病等患者病情轻重不一，孕期女性的肾功能评估也与正常人不同。由于妊娠会导致肾脏超负荷工作，因而孕妇的血清肌酐水平应低于常人。一般认为，血清肌酐在 70～123 μmol/L 为轻度肾损伤，124～220 μmol/L 为重度肾损伤。研究表明，妊娠前血压和蛋白尿控制良好，肾功能正常或血清肌酐≤123 μmol/L 的患者大多数情况良好，妊娠成功率可达 95%，妊娠过程也比较顺利，胎儿基本能正常发育和正常分娩，孕妇产后肾功能大多能恢复至孕前水平。而血清肌酐超过 123 μmol/L 的患者预后则截然不同，虽然在严格监护下，胎儿存活率可达 90%，但胎儿发育迟缓、早产率超过 50%。此类患者 1/3 以上肾功能可能出现进行性恶化，并出现难以控制的高血压，其中血清肌酐越高，风险就越大。

总之，任何一种肾脏病，若患者已出现高血压或肾功能减退，一般不适宜妊娠；而允许妊娠的肾脏病患者，怀孕后应当在肾内科医生和妇产科医生的共同指导下，采取适当措施，同时密切观察血压和肾功能变化。

（胡小红）



## 89. 透析患者可以妊娠吗

一般认为透析患者不宜妊娠，应强调避孕。一旦发生妊娠，宜及时行人工流产。处于慢性肾衰竭阶段的育龄妇女，通常出现闭经或只有不规则的无排卵月经，一般不能生育。规律性透析能使有些妇女恢复生殖功能而怀孕，但妊娠成功率较低。长期透析患者妊娠合并症多，妊娠后母体亦承受巨大负担，在妊娠后易发生容量负荷过重、高血压明显恶化和或出现先兆子痫，提前分娩者十分常见，存活的婴儿常伴有发育迟缓。

此外，有资料表明透析患者增加透析时间、透析频次有助提高妊娠成功率。近期国外的研究表明，每周行 36 小时夜间延长透析的女性，妊娠预后最佳，并发症最少，婴儿情况最好。大型的队列研究显示血液透析和腹膜透析相比，妊娠预后无显著差异。有个案报道腹膜透析的女性妊娠预后较血液透析好，但也有研究认为腹膜透析者较难怀孕。

从目前的研究结果来看，我们很难得出非常积极肯定的推论，透析的女性患者渴望妊娠仍是一个艰巨的挑战。即使妊娠成功，仍需要严密的监测。但这同时也给了我们一个希望——透析女性患者仍可能拥有一个健康的孩子和完整的人生。

（胡小红）



## 90.

## 妊娠妇女出现蛋白尿该怎么办

妇女妊娠时由于体内激素水平改变，导致肾血管扩张，肾脏体积和重量增加，肾脏有效血浆流量和肾小球滤过率增加，肾小球处于高灌注高滤过状态，加之孕期脊柱前凸，肝脏压迫肾静脉，且增大的子宫亦直接压迫肾静脉，均导致肾静脉压升高，蛋白的滤出因此较正常人高。

正常非妊娠妇女尿蛋白的排泄应低于 150 mg/24 h，而正常妊娠时尿蛋白排泄上限定为 300 mg/24 h。妊娠期出现蛋白尿，首先应进行 24 h 尿蛋白定量检查以确定是否为病理性蛋白尿。另外，在留取尿液标本前要注意清洗外阴，防止尿液被分泌物污染造成假性蛋白尿。

妊娠后，医生会要求孕妇定期检查尿常规，最主要的目的是检查有没有蛋白尿。妊娠中出现病理性蛋白尿的原因可分为 3 种：①妊娠引起的肾脏损害；②妊娠同时合并肾脏病；③在原有肾脏病的基础上合并妊娠。具体而言，最常见于以下几种情况：妊娠高血压疾病（简称妊高症）、急性肾小球肾炎合并妊娠、慢性肾小球肾炎合并妊娠、狼疮性肾炎合并妊娠。其他较少见的还有糖尿病肾病合并妊娠、乙肝病毒相关性肾炎合并妊娠、梅毒合并妊娠、肾静脉栓塞合并妊娠、系统性硬化性肾病合并妊娠、淀粉样变肾病合并妊娠等。

妊娠期肾脏疾病可能对妊娠及胎儿有影响，且妊娠也会加重原有肾脏病，尤其是多次妊娠者。所以，妊娠期间一旦发现蛋白尿，一定要加强重视，早期发现，早期诊断，早期治疗。如果不加干涉，这些病情可能会逐渐甚至突然加重危及孕妇和胎儿。如果能早发现，早采取措施则能最大限度上避免危险。

（胡小红）

# 91.

## 哪些情况下肾脏病孕妇须终止妊娠

有一些患慢性肾脏病的妇女，无论是已知患肾脏病，或未知患肾脏病，常常在妊娠以后才就诊，问题变成了妊娠能否继续？哪些情况下必须终止妊娠？

此时对于患者肾功能、血压和尿蛋白的评价要更严格，做出结论也要更慎重。对于能否继续妊娠，最重要的指标是肾功能，肾功能最好以肾小球率过滤（GFR）来评估，对于 GFR＜30 ml/min 的重度肾功能不全患者，妊娠必须坚决终止。对于 GFR 为 30～60 ml/min 的中度肾功能不全患者，尽管妊娠发生合并症的可能性相对重度肾功能不全患者已明显减小，但仍为肾功能正常肾脏病患者的两倍以上，因此应强烈建议患者终止妊娠。对于 GFR＞60 ml/min 的轻度肾损伤患者，以及不愿终止妊娠的中度肾功能不全患者则必须加大产前的监测力度，以便发现问题及时处理。一般要求做到妊娠 32 周前每两周随诊 1 次，32 周到产前每周随诊 1 次。随诊检查的内容包括：①尿常规、24 小时尿蛋白定量、肾功能；②测量血压，以便尽早发现高血压和先兆子痫；③评价胎儿的大小和发育情况。若肾功能在妊娠过程中发生恶化，应首先除外可逆的因素，包括尿路感染、脱水和过度利尿等。在没有可逆性因素，同时肾功能下降超过原有水平的 20％时，则妊娠必须中止。因为继续妊娠的后果可能非常严重，一方面进行性的肾脏功能恶化可能造成患者很快进入尿毒症期，并且在妊娠结束后仍不可逆转，不得不提前接受替代治疗，另一方面，产科合并症的发生率明显增加，胎儿发育迟缓、早产，甚至发生胎死宫内。

（胡小红）



## 92. 血液透析和腹膜透析孰优孰劣

血液透析和腹膜透析都是肾衰竭替代治疗的重要手段，血液透析和腹膜透析何者更适合于慢性维持性透析患者呢？国际上不同的学者和研究结果对于不同的治疗阶段存在争议，这需要从两种透析的基本原理谈起。

血液透析是通过透析器和透析机连接高流量的透析液进行治疗，将患者血液与透析液同时引入透析器，在透析膜两侧反方向流动，通过扩散、渗透及超滤（对流）作用，清除体内毒素，纠正体液酸碱失衡，达到替代肾功能的疗法。随着科学的进步，目前透析器膜材料比起前 30 年有了很大改进，生物相容性比较好。透析器面积也有很多种选择，常用面积是 1.5～2.0 $m^2$。还可以选择高通量透析器，中小分子的尿毒症毒素在透析过程可以快速弥散清除。高通透析器还有对流功能，在进行透析滤过治疗时对流清除介质比较多。透析膜还有一些吸附功能。因此，血液透析治疗在单位时间内治疗效率比较高。然而，血液透析也有一些缺点：需要良好的血管通路，常规治疗需要肝素抗凝。对于建立血管通路困难的患者，以及严重出血的患者治疗比较困难或者风险高。

腹膜透析是通过患者自身体内腹腔的腹膜进行物质弥散交换的，简要原理为：内皮细胞和细胞间隙：大部分溶质和水通过；腹膜结构——

Cap 基膜：加强或阻止带电分子运动；间质基质：厚约 100 m，明显屏障；单层间皮细胞：阻力小，大多数成分可通过；①弥散：溶质交换；②对流：溶质随水一块通过腹膜；③超滤：水的排出。

腹膜透析生物相容性很好，治疗持续性强，无需特殊仪器，可以在家庭进行治疗，特别适合于基层、农村缺乏透析中心或者距离透析中心比较远的地区。腹膜透析分为 CAPD（持续不卧床腹膜透析）、APD（自动化腹膜透析）、IPD（间歇性腹膜透析）、CCPD（持续循环腹膜透析）、NPD（夜间腹膜透析）、TPD（潮式腹膜透析）、急性腹膜透析。

凡是尿毒症没有特别禁忌情况，血液透析和腹膜透析都可以，取决于患者的意愿和医生的习惯、医院的现有条件、医护人员的水平等。但是，下列情况血液透析更为优先：①高分解代谢患者；②尿毒症症状较重的患者；③心力衰竭需要快速脱水患者；④腹部创伤无法留置腹膜透析管患者；⑤既往腹腔大手术或腹膜炎史患者。

有下列情况者优先考虑腹膜透析：①建立血管通路有困难者；②血液动力学不稳定者；③有出血合并症者；④糖尿病肾病伴严重视网膜病变；⑤急性出血性胰腺炎，伴或不伴肾衰竭；⑥严重的水、电解质失衡，腹膜透析可以减少或防止失衡综合征的出现；⑦儿童患者优先选择腹膜透析。但是，腹膜透析也有一些不足，比如，透析充分性低于血液透析、腹腔感染率比较高、腹腔蛋白质丢失、长期透析存在腹膜硬化等。

因此，临床上需要根据实际情况进行合理选择，做到利益最大化。

（叶朝阳）

## 93.

## 慢性肾脏病患者何时需要开始透析

临床上由于多种病因，诸如慢性肾炎、糖尿病、高血压、系统性红斑狼疮、淀粉样变等造成进行性、不可逆的肾小球滤过率下降，造成肾功能异常，并由此引起代谢产物潴留，水、电解质紊乱和酸碱平衡失调为主要表现的临床综合征，也就是出现了尿毒症，影响患者生活，甚至威胁生命安全，医生就需要告诉患者或者家属准备或者开始透析治疗。

如果不开始透析会造成什么不良后果呢？尿毒症时体内产生大量小分子、中分子和大分子毒素。其中小分子毒素代表尿素会转化为氰酸盐，使身体内的蛋白质氨基甲酰化，生物细胞功能异常，肌酐升高会抑制细胞摄取氧气和葡萄糖，抑制红细胞增殖、成熟；促发溶血。中分子毒素会造成周围神经病变，尿毒症脑病；抑制胰岛素及酶活性。高浓度中分子物质抑制红细胞生成、损害血小板，所以许多患者贫血很重。还可以抑制白蛋白生成，出现皮肤、性功能改变，容易出现周围神经病变、心肌损害、骨病、瘙痒等。

因此，临床上比较公认的透析指征是：①尿毒症症状；②严重肾功能异常：尿素氮（BUN）＞35.7 mmol/L（100 mg/dl）；肌酐＞884 mmol/L（10 mg/dl），内生肌酐清除率＜10 ml/min；③严重酸中毒：pH 值＜7.2，$HCO_3$＜15 mmol/L；④严重高 $K^+$＞6.5 mmol/L；⑤中枢神经系统症状、典型周围神经病变；⑥难治疗性心力衰竭、高血压；⑦其他：如严重贫血、尿毒症心包炎、尿毒症引起消化道出血等。透析太早可能造成资源浪费，经济成本增加，患者生活增加不方便，更早到医院定期透析，太晚透析可能增加各种并发症的发生，增加患者死亡率。那么，什么样的患者何时开始透析最佳呢？前年国外学者做了一项研究表明发表在《新英格兰杂志》上，观察两组患者内生肌酐清除率在 9～15 ml/min 开始透析和低于 7 ml/min 的患者才开始透析，患者的心血管并发症和死亡率没有明显差别。目前，国内大多数专家认为需要根据不同原发病导致尿毒症进行区别对待；高血压良性肾动脉硬化、慢性间质性肾炎、梗阻性肾病、遗传性肾炎、多囊肾肾衰竭等患者可以延长开始透析的时间；而糖尿病肾病、肝病性肾病、狼疮性肾炎等需要早一些透析；儿童患者代谢率高，生长发育需要、老年患者代谢率低，血肌酐水平不能反映真实的肾功能情况，需要综合评估多系统功能，适当提早透析。

（叶朝阳）

## 94.

## 透析和肾移植应该如何选择

终末期肾衰竭的替代治疗，包括血液透析、腹膜透析和肾脏移植。由于透析技术的普及，大多数二级医院和三级医院都开展了血液透析和腹膜透析治疗。因此，大多数尿毒症患者都是选择透析治疗，或者在等待肾脏移植前都需要进行透析治疗。虽然任何人群都可以选择肾脏移植，但是由于多种条件的限制，能够实行肾脏移植的尿毒症患者还是少数。特别是近年来供体肾脏极其缺乏，肾脏移植选择更加困难。

一般而言，肾移植的理想适应证如下：①终末期肾衰竭；②年龄：18～50岁；③移植肾连接血管无畸形；④心、肝、肺等功能好；⑤能长期耐受免抑剂；⑥病变限于肾本身，非全身性疾病引起。但是，近10年来，移植技术突飞猛进，多器官联合移植常有成功，高龄老年人和幼小儿童肾脏移植也经常报道了。目前肝脏联合肾脏移植在第二军医大学附属长征医院器官移植中心已经取得多例成功，国内外其他单位也报道心肾、肺肾联合移植成功。长征医院移植中心是国内开展幼小儿童最多的单位，年龄最小仅1岁，手术获得成功。也有80多岁老年人成功肾移植的经验。尽管如此，考虑肾脏移植患者应该按照理想适应证选择，可以大大减少患者各种并发症，减少死亡率，增加成功率。否则，由于手术过程的风险、术后大剂量免疫抑制剂应用都增加肺部感染的发生率，甚至发生重症肺炎死亡。下列为禁忌证患者：①精神病；②活动性溃疡；③不配合；④严重心、肺、肝功；⑤吸毒者；⑥泌尿系统异常；⑦活不到一年。

特别在目前肾源十分匮乏的情况下，更需要很好选择患者。庆幸的是，国家卫计委和红十字会出台了自动器官捐献政策，鼓励大家为尿毒症患者提供帮助。一些脑外伤或其他疾病导致植物人的情况可以提供肾脏移植机会。但是，供肾者的住院过程抢救治疗及由于疾病本身和药物影响，都可能造成供肾的质量下降，减少移植肾脏的成功率。术前需要认真评估，以及与患者和家属的仔细沟通。否则透析治疗是更好选择，透析患者可以不需要担心大剂量和长期服用免疫抑制剂带来的感染风险；可以更加自由参加群体活动。



（叶朝阳）

## 95. 透析能够维持多长时间寿命

尿毒症患者透析能够维持多长的生命呢？这是许多刚患尿毒症的患者和家属经常问的问题，这完全取决于慢性尿毒症患者的原发病、有无伴发病或并发症；当然也取决于治疗的及时性、规律性、采用的治疗方法是否得当，包括对患者伴发病或者并发症的合理治疗，患者的依从性也是重要因素。当然，患者的经济状况、家属的关心照顾或者社会医疗保健制度也影响患者的生存。

对于许多老百姓来说，刚刚得知患慢性尿毒症后，犹如晴天霹雳。经过医护人员的讲解、心里疏导后，可以使得患者正确认识尿毒症的可治性，而且可以在治疗过程参加社会活动，或者继续工作或经商。继续工作或者经商也是患者得以长期治疗的经济保障。当今的医疗水平，血液透析或者腹膜透析作为主要的肾脏替代治疗，以及普及到各个城镇，因此，符合透析治疗的尿毒症患者就应该按照医嘱开始正规的透析治疗。如果采用血液透析，通常需要每周 3 次透析，每次需要 4 小时。有些边远地区患者交通不方便的话，至少需要每周2次透析，每次至少5小时。采用腹膜透析的话，每天交换4次，每次2 000 ml。如果有残肾功能可以每天3次。通过正规的透析治疗，患者生命可以正常延续。目前国内透析患者最长存活已经达到30多年，国际上有报道血液透析存活48年多了。

根据统计结果，第二军医大学附属长征医院开展透析肾脏移植已经40余年，数名透析患者已经存活30年。目前的透析人群，将近50%患者已经达到10年以上，5年以上的血液透析患者已有70%。国内北京、南京、上海和广州等大城市的大透析中心观察存活期结果类似，甚至有些单位比美国的透析患者存活时间还长。

对于长期血液透析的患者，尤其是早年采用低通量透析器透析的患者，后期可能会出现肾性骨病，现在叫作慢性肾脏病-矿物质骨代谢疾病，还会出现淀粉样变，如腕管综合征等。需要改善透析效果，包括间断采用血液透析滤过、长时间延长透析，或者增加灌流-吸附治疗，进一步排除中大分子毒素，改善患者的生存质量。同时，需要经常评估心血管疾病状况，合理用药，减少心脑血管并发症，更好地延长患者生命。

（叶朝阳）

## 96. 每周血液透析几次合适

随着透析技术的不断发展及透析材料的不断更新，依赖透析的慢性肾衰竭患者的生存率明显提高。但患者的生存率也因不同的因素而存在个体差异。透析治疗较晚、透析不充分、伴有严重并发症及总体功能较差的患者一年生存率仅为25%；而透析充分、不伴有其他严重疾病、能够继续参加社会活动的透析患者一年生存率可达 100%，5 年生存率也达 80%。充分的血液透析与预后密切相关，透析频率及充足的透析时间均与患者的透析充分性密切相关。

透析充分性具体指透析充分能最大限度提高患者生活质量，减少并发症，帮助患者保持生活及工作能力。透析充分的评估方式包括：小分子的清除率，超滤充分性，血压控制，蛋白分解率，贫血、酸中毒和骨病控制，患者营养状态、身心健康状况等。



到底怎样的透析频率和时间才比较合适呢？从透析技术存在开始，研究者们就在不断探究最适合的透析频率。欧美国家目前普遍采用的标准透析频率是 3 次/周，这种透析方式可以使患者达到较好的透析充分性。但在一些发展中国家，仍有部分血液透析患者仍然进行每周 2 次甚至更低频率的透析。当然部分是由于患者的经济因素或者观念造成的，但这也在一定程度上反映了医疗资源的不足和经济发展的不平衡。但台湾地区一项为期 7 年的观察性研究发现，与每周 3 次透析相比，早期行每周 2 次透析的患者，其肌酐清除率和尿量更多，一些炎症指标更低，透析过程中发生低血压的概率也更低。该研究对早期接受透析患者统一采取 3 次/周的透析频率提出了质疑。迄今为止，并没有确凿的临床证据表明透析早期有残肾功能且透析充分性达标的患者接受 3 次/周的透析一定优于 2 次/周透析。有研究者提出在开始透析的前 6～12 个月采取每周 2 次结合逐渐递增的血液透析方式可能会更好地改善患者生活质量，并能更好地保护残余肾功能。

当肾脏正常时，24 h 都在发挥其排毒等功能的。血液透析就是代替肾脏的功能，但是它只能定时工作。从理论上讲，如果能够做到 24 小时×7 天的透析治疗，是最大程度上模拟肾脏功能的。那么是否每天透析更好呢？近年来逐渐有超过每周 3 次的透析方法，增加透析频率（2.5～5 小时/次，4～6 次/周），每天短时透析（1.5～3 小时/次，4～6 次/周），夜间透析（7～10 小时/次，3～6 次/周）。长时间透析的益处包括更好地控制细胞外液容量以改善血压；改善心脏结构和功能；更好的营养状况，增加食欲、体重和血白蛋白达标等。但有研究表明，频繁夜间透析会加速残余肾功能的下降，减弱残余肾脏的保护，而残余肾功能的保护与透析患者死亡率密切相关，透析患者残余肾功能越好，其生存率越高。

目前如何选择透析频率仍没有严格的标准方案。此外，还可以综合患者的尿量(残肾功能)，心、肺情况，贫血程度等采取个性化治疗方案，对一部分患者在肾脏替代治疗的初期，在透析充分性达标前提下，可从每周 2 次血液透析开始，定期对患者进行评估，在合适的时机改为每周 3 次透析。已接受每周 3 次透析的患者，如果患者出现透析充分性不足表现，如毒素水平过高，心功能不全，严重钙、磷代谢紊乱等情况，需要采取更高的透析频率。

（戴　兵）



## 97.

## 每次血液透析应该脱多少水

透析患者掌握适宜的“干体重”及血液透析脱水量是极其重要的，密切关系到患者持续透析的长期生存、透析时的并发症发生及非透析期间的生活质量。当脱水量不在合理范围内，患者可能会出现一系列不适症状及异常体征。当透析脱水后体重小于“干体重”时，患者会出现全身乏力、恶心、肌肉抽搐、脉搏细促等症状。而当透析后体重大于“干体重”时，过多水分潴留在患者体内，会出现胸闷、气促、血压升高。

那么如何掌握最适当的透析脱水量呢？首先需要知道“干体重”的概念。“干体重”是指透析患者体内既没有多余的水分，也不处于脱水的状态，此时患者的“五脏六腑”处于比较舒适的状态。患者透析后如果达到“干体重”，自身感觉舒适，无心悸、心跳加快、抽搐等症状，且血压不发生明显波动。衡量“干体重”比较客观的方法是通过胸片、超声、生物化学标志物(ANP、BNP)等来评估体内是否过多的积水,生物电阻抗作为一种新兴手段也可以较好地用于“干体重”的评估。

处于终末期肾衰竭的患者在未开始透析时体内多存在水分储留,此时的“干体重”不能直接测出,仅仅是个估计数值,往往需要经过几次透析后得出。当“干体重”得出后,我们可以设定透析的脱水量。透析的脱水量为透析前体重－干体重＋0.2。如一个患者透析前 52 kg,患者“干体重”为 50 kg,那么该患者的预脱水量为 52－50＋0.2＝2.2 L。需要注意的是,患者每次称量体重时尽量穿厚薄相近的衣服。

“干体重”不仅可以用来计算需脱水量,还有其他意义。医生需要嘱咐患者控制饮食,特别是限制水的摄入量,体重增长不宜超过自己“干体重”的 3%～5%。肾衰竭末期开始透析患者的饮水量为前日尿量＋500 ml。完全没有尿液透析患者,应控制透析期间体重增长低于 2～3 kg。肾衰竭患者可以通过一些小技巧控制入水量:选择有刻度的杯子;若口渴时,在口中含入冰块或者嚼新鲜的薄荷叶;饮食中减少盐的含量等。

值得注意的是,“干体重”不是一成不变的,它会随着患者的饮食、排泄等改变而发生变化,还受患者营养状况影响。当摄入热量大于消耗的热量时,“干体重”会增加,反之下降。因此,患者需要配合医生经常评估“干体重”,并且调整透析的脱水量。当患者出现下肢水肿、胸闷、透析前后血压波动较大,或者透析中出现抽搐、乏力等症状时一定要及时告知主治医生。

保持患者合理的“干体重”是一项综合性的任务,需要医生、护士、患者家属及患者自身的共同努力。医护人员需积极对患者加强宣教,使患者增强意识,从而养成好的生活习惯,降低危害健康的不良因素。患者则要加强自控,合理饮食、运动,最终达到提高生活质量的目标。

(戴　兵)

# 98.

## 透析后是不是尿量越来越少

慢性肾衰竭患者终末期需采用肾脏替代治疗，常采用的方式有血液透析及腹膜透析。透析可以清除患者体内的毒素，但在临床工作中我们会发现随着透析时间的延长，多数患者的尿量会逐渐减少，尤其是在进行血液透析的患者中更为常见。我们不禁会问尿量减少是必然么，这种趋势是否可以加以干预。

首先我们了解下尿量维持的影响因素。尿量的多少与残余肾功能有关，残余肾功能是指肾组织毁损后健存肾组织的滤过和内分泌功能。残余肾功能的保留能辅助维持血液透析患者体内多余的水分及溶质的清除，增加中、大分子毒素的排泄。对于腹膜透析患者及血液透析患者，残余肾功能存在有重要意义，影响患者营养状况及生活质量，并与患者的生存率相关。

患者接受血液透析后，尿量逐渐减少甚至无尿，这与残余肾功能在逐渐减少或消失有关。透析患者残肾功能下降具体原因有如下几点：①血液透析过程中大量脱水造成血容量减少，肾脏血流量减少导致少尿。②血液透析使体内血肌酐、尿素氮等尿毒症物质浓度降低，原来的渗透性利尿作用消失或减弱，出现尿量减少。③血液透析常合并容量负荷增加和心功能不全，影响肾脏的供血供氧，加重肾损伤。④血液透析过程中各并发症的发生，如感染、低血压、过敏反应、休克等对肾脏进一步损伤。⑤血液透析过程中血液的丢失，造成贫血加重，加重肾脏的缺血缺氧坏死。简单的讲，当透析开始，一旦体内的多余水分主要从透析机中除去，疲劳的、功能较差的肾单位也开始懈怠。在多因素作用下，残肾功能恶化，尿量逐渐减少，甚至发展为无尿。

与血液透析相比，腹膜透析更好地保护患者残余肾功能。腹膜透析清除水分过程更接近生理状态，为缓慢而持续的过程。心血管系统更为稳定，避免因水分丢失过快发生低血压。

影响残余肾功能的因素除原发病、透析方式外，高血脂、高血压、蛋白尿、肾毒性药物等因素会加重患者的肾脏损伤。保护残余肾功能要注意以下几点：①对尿量较多的患者根据情况调整透析时间，缩短每次透析时间及透析间隔，可以防止每次透析后体内毒素水平差距过大，减少肾单位的硬化坏死；②对于尿少的患者缩短透析间期，防止体重增长过快，减少每次透析脱水量；③防止心力衰竭的出现；④预防感染；⑤对透析器过敏的更换组织相容性较好的透析器；⑥纠正贫血；⑦对心脑血管不稳定的改为腹膜透析。

患者需配合医生制订适宜的透析方案，保护残余肾功能，提高患者的生存率。

（戴　兵）

## 99.

## 临时血液透析为什么要在脖子上插根“管子”

临床上一些急症常需采用临时血液透析治疗，包括以下一些情况：如急性肾衰竭、慢性肾衰竭动静脉内瘘成熟之前、长期透析患者内瘘失去功能、原中心静脉留置导管感染或堵塞、腹膜透析患者需暂停腹膜透析而行血液透析时、中毒抢救、血浆置换等；其他少见的临床应用适应证还包括：急性充血性心力衰竭、急性高钾血症、严重水肿等药物治疗效果不理想。一般来说进行临时透析的患者需在脖子上插一个“管子”，用于作为进行透析治疗的通路。

不管是临时还是长期血液透析都必须建立血管通路。血液透析治疗的成功进行需建立在有效血管通路的基础之上。血管通路又叫做血液通路，通过血管通路，经过透析机和透析器，可将体内多余的水分、电解质及毒素清除出去，再将接近人体正常成分的血液回输到体内。

常用血管通路可分为长期性血管通路及临时性血管通路，临时性血管通路又包括动静脉直接穿刺和中心静脉插管。动静脉穿刺术虽然迅速、简单，但是由于其容易造成血管损伤、出血、血肿及疼痛等缺点，现已基本淘汰。中心静脉插管主要有锁骨下静脉、颈内静脉及股静脉置管。锁骨下静脉易狭窄和扭结，而股静脉置管由于易扭结和感染，且对患者的活动产生影响。留置时间较短，一般不超过3天。因此临床上最常用的临时性血管通路是颈内静脉置管。临时血液透析患者脖子里的管子就是我们所说的临时置管，并且这根管子通常是插入颈内静脉。

血管通路是血液透析患者的生命线，在建立血管通路时需全面评估患者情况，包括是否马上需要透析，患者预计的生存期(预期寿命)有多长等。临时置管的适应证包括符合透析指征的急性肾损伤、急性药物或者毒物中毒需透析治疗、有可逆因素的慢性肾衰竭基础上肾功能急性加重、动静脉内瘘成熟前需要透析的患者、内瘘栓塞或感染需临时建立透析通路过渡、腹膜透析或肾移植患者因病情需要的临时透析，以及其他原因需临时血液净化。

颈内留置导管最好保留时间不超过3周，在导管留置期间2～3天换药一次，严格无菌操作。将插管处的分泌物及血痂擦干净，预防感染，尤其是糖尿病肾病患者。患者要特别注意卫生，保持伤口干燥、清洁。留置导管的主要并发症为血栓形成及静脉狭窄，在必要时需及时更换导管或在血管通路成熟后尽早拔除。

由于临时导管存在弊端，因此医生需做好预估，在需建立长期透析通路的情况下尽量及早进行透析通路建立手术，以避免置入临时导管。例如对于即将或刚刚进入尿毒症阶段的终末期肾衰竭患者，在预期的透析时间之前建立好长期血管通路(例如动静脉内瘘)，确保内瘘有充足的时间成熟，从而免除患者后期因毒素水平升高或容量过多等因素需紧急进行临时置管的痛苦。

（戴　兵）



# 100.

# 自体动静脉内瘘术后有什么注意事项

终末期肾脏病俗称尿毒症，需要进行肾脏替代治疗。目前血液透析是最常见的肾脏替代治疗方式，一般尿毒症患者每周至少要进行3次血液透析。血液透析需要血管通路将血液引入透析机进行透析并输回，其中首选的就是自体动静脉内瘘，其他还有深静脉置管和人造血管。对于尿毒症患者来说，血管通路无疑是他们的“生命线”；如何维护好这条生命线，需要医护人员和患者的共同努力。下面就介绍对最常用的自体动静脉内瘘来讲，患者需要注意的事项。

## 100.1　刚做完手术后的注意事项

（1）纱布包扎勿太紧，保持纱布清洁干燥，预防感染。勿自行拆开纱布，伤口换药应到医院进行。一般10～14天拆线，即可去除纱布。

（2）注意观察手术部位有无出血、肿胀、剧烈疼痛等异常，如有异常及时到医院处理。

（3）术侧肢体应注意：避免暴露于过热或过冷的环境；避免受压迫；不要佩戴手表、首饰等；避免用术侧肢体劳动。

（4）禁止在造瘘侧肢体量血压、输液、采血等。

（5）早期可用软枕头稍抬高术侧肢体，一般略高于心脏位置，以利于肢体血液回流消肿；心功能差者需注意勿抬得过高，可能加重心脏负担，诱发心力衰竭。

（6）为促进内瘘尽快成熟，可适当锻炼。

1）抬高运动。术后次日即可进行此运动。具体方法：术侧向上抬高尽量垂直每次在空中停留时间约 6 秒，每次运动时间 10～15 分钟，早晚各一次。

2）握拳运动和腕部关节运动。术后 3～7 天开始。①握拳运动：术侧肢体在自然状态下，缓慢握拳，随后五指伸展。如此反复，每次 10～15 分钟，早晚各一次。握拳运动可配合肘关节的屈伸进行。②腕部关节运动：术侧肢体在自然状态下，腕关节做屈伸、收展、旋转运动。每次 10～15 分钟，早晚各一次。

3）健瘘操。术后 2 周可开始。①术侧手捏橡皮圈：缓慢捏然后缓慢放开。每次 10～15 分钟，每天 3～4 次。②用手或止血带在上臂轻压至静脉适度扩张充盈，放开，可配合握拳运动。如此反复，每次 10～15 分钟，每天 3～4 次。

4）如果患者没有力气，可由家属协助做手臂运动：按压患者上臂，加压 5～10 秒后放松，并作环状向心脏方向按摩。如此反复动作约 15 分钟，早晚各一次。



## 100.2　6～8 周内瘘成熟在日常生活中的注意事项

（1）学会自己摸内瘘的震颤和听内瘘的血管杂音，每天检查动静脉内瘘是否通畅，有异常及时到医院就诊。

（2）监测血压，调整降压药剂量，一般收缩压维持在 130～150 mmHg，舒张压维持在 80～90 mmHg。避免低血压、脱水过多、低血糖等。

（3）坚持遵医嘱，进行合理的饮食和水分控制，并进行适宜的运动。

（4）坚持良好的卫生习惯，透析前确保手臂清洁；在皮肤消毒后或透析治疗过程中不要用手接触无菌区域。

（5）坚持配合护士遵循“穿刺方案”，变换穿刺部位；透析针头拔出后轻压穿刺部位止血，压迫力度以止血的情况下震颤不减弱为原则，停止压迫后注意观察有无渗血。

### 100.3 特殊护理

（1）红外线照射。对于内瘘术后患者手术处可以给予远红外线照射，每天 2～3 次，每次 20～30 分钟，有利于内瘘成熟。之后也可继续用远红外线照射。有研究表明每次透析开始后给予远红外线照射半小时，有利于维持内瘘血流量，减少血栓形成。

（2）喜疗妥保护动静脉内瘘。每次透析后 6 小时，采用喜疗妥软膏涂擦穿刺部位，每次 2～3 g，每天 2～3 次。涂擦后沿动静脉内瘘血管走行方向轻轻按摩 5～10 分钟，然后将 40～50℃的热毛巾敷在内瘘上，3～5 分钟更换 1 次，每次热敷 20～30 分钟。

（张玉强）

## 101. 血液透析患者饮食需要注意什么

许多研究表明，长期维持性血液透析患者营养不良发病率高，且营养状态与并发症、生活质量和死亡率都密切相关。只有保持适当的营养状态，才能抵抗疾病的消耗，改善生活质量，提高生存率。慢性肾衰竭患者在非透析阶段遵循的是低蛋白饮食，许多患者都因此不敢吃荤菜或者高蛋白食品；而进入血液透析阶段，饮食应当做出何种调整？需要注意哪些方面，在此从以下几个方面给大家讲解。

（1）蛋白质：进入透析阶段，患者通过血液透析器丢失的蛋白增加，且各种并发症时蛋白需求量增加，所以应当改变膳食原则，积极增加蛋白质的充足摄入。按照指南要求，每天补充 1.2～1.3 g/kg 的蛋白质，其中 70％为优质蛋白。优质蛋白主要是指肉、蛋、奶等最易被人体吸收利用的，必需氨基酸含量高的蛋白质，如动物性瘦肉、鱼虾、鸡鸭、牛羊和猪肉等，鸡蛋和牛奶。但这些优质蛋白也并非越多越好，因为高蛋白食品也是高磷食品，所以也应注意适量，或者选择磷/蛋白比值较小的食物。

(2) 能量：透析患者每天需要摄入 30～35 kcal/kg 的热量，热量的主要来源是碳水化合物、蛋白质和脂肪。还需要根据患者的胖瘦、活动量更为个体化制订能量数值，应使用菜籽油、橄榄油等植物油代替动物皮下脂肪的动物油，这样才会减少饱和脂肪酸的摄入。

(3) 电解质(钠、钾、钙、磷)：血液透析患者常常存在高血压或者水肿，这些患者需要限制盐的摄入，特别需要注意限制酱油、味精、火腿、榨菜、香肠腊肉等含钠很高的食物；钾离子在尿量减少的透析患者中容易造成潴留，建议少吃含钾高的食品，如茶叶、蜜饯、土豆、蘑菇、新鲜蔬果等，用水泡和焯的方法减少钾的摄入。当患者出现呕吐、腹泻等丢失钾的情况时，仍需要到医院由医生根据血钾水平进行补钾；血液透析患者容易发生低钙、高磷的电解质异常，长期降磷药物和骨化三醇的治疗也会出现高钙、高磷，对血管的钙化和患者的骨病都会产生重要的副作用。所以在生活中要特别注意限制磷的摄入，少吃高磷食品，如全麦制品、花生酱、动物内脏、蛋糕、巧克力、豆制品、可乐饮料等。

(4) 水分和"干体重"：血液透析患者应根据尿量和超滤量控制摄入的水分，具体详见透析患者能喝多少水章节。如果口渴可适当加入酸味剂如柠檬来缓解口渴。透析患者的"干体重"是指没有水潴留和脱水过多时的正常体重。患者没有水肿、血压高和心功能不全，感觉舒适有力，正确设置"干体重"对血液透析患者至关重要。医生会根据患者临床症状和体征调整患者"干体重"。

(孙丽君)

## 102.

## 透析患者每天应该喝多少水

常见的肾脏替代治疗方式包括血液透析、腹膜透析和肾移植。除了肾移植患者基本和普通人一样正常喝水以外，血液透析和腹膜透析患者由于肾脏滤过功能受到损伤，会造成毒素和水分的排泄异常，从而造成不少患者出现少尿和无尿，引起水肿和心力衰竭，所以透析患者都很关心自己究竟能够喝多少水？



总体原则是出入量要保持平衡，不管是血液透析经过机器的超滤还是腹膜透析通过腹膜透析液的超滤，患者都需要精确知道和计算每天的出入量。出量只要包括尿量、消化道排泄量（呕吐、腹泻）、体表蒸发的不显性失水量（400～600 ml/d）和透析超滤的水量，入量包括喝水量、经口摄入含有水分的食品（汤、粥、水果和蔬菜等）、体内生成的水和透析负超进入体内的水，所以每天摄入水量＝尿量＋超滤量＋500 ml。而保持出入量平衡最为简单的方法就是测量体重，血液透析患者每次透析后的"干体重"应根据具体情况保持稳定，腹膜透析患者干腹状态下的体重也要保持稳定。

对于血液透析患者，更加推荐的透析频次是每周 3 次，这样水分的波动会相对更小。对于无尿患者，两次透析之间增加的体重最好在 2～3 kg 以内，不要增加过多的水分在透析时一次清除。容量波动大对于心血管系统有更高的要求。如果是仍有较多尿量的患者，喝水可以略宽松，两次透析间期体重增加 1～1.5 kg 较为合适。

对于腹膜透析患者，每天体重保持稳定，观察自身血压、双下肢水肿情况，活动时心脏的耐受程度都可以判断自身容量的多少，来选择如何减少自己的"干体重"，通过缩短腹膜透析液留腹时间来增加水分的清除。同时控制摄入水量。

无论腹膜透析还是血液透析患者，当出现发热、运动量增加、出汗等体表失水增多的情况是时，可以适当补充水分。部分患者会感觉口渴严重，那么还需要配合低盐饮食，以及适当增加酸味剂等方法，如用柠檬水、用凉水漱口不要咽下或口含冰块这些方法来解渴。

（孙丽君）

# 103.

## 高钾食物有哪些

钾是人体内非常重要的一种电解质，存在于各种细胞内外，对心脏的跳动、肌肉的收缩、血压的稳定及酸碱的平衡都有重要作用。钾的高或低都会引起致命的危害。血钾在体内是动态平衡存在的，它调节主要是靠肾脏，饮食中摄入的钾会通过肾脏的肾小管排泄到尿中。普通人钾多吃多排，血液内钾离子的浓度相对稳定；然而肾功能不全或者是少尿的时候，钾离子的排泄会受到影响，所以血钾会增高，因此在肾衰竭患者特别是血液透析无尿的患者，血钾高的食物要注意少吃。然而腹膜透析患者因为在腹膜透析液灌入腹腔后，血钾会通过腹膜血管的离子交换，所以腹膜透析患者的血钾常常保持稳定或偏低，这时可以多进食一些含钾高的食物。所以患者都应该根据自己的特点及血钾的情况进行饮食调整，而不是盲目地禁食高血钾食物。

那么哪些食物含钾高呢？观察食物成分表（表 10）可以发现，钾含量是以每 100 g 的含量为衡量标准，钾含量高排名前十的是：口蘑、龙井、花茶、奶粉，豆粉、紫菜、笋干等较轻的食物，而传统我们认为含量多的水果，例如香蕉每 100 g 含 256 mg 钾，一根香蕉 200 g 左右大约含有 500 mg 的钾。所以钾含量是单位重量的钾含量，并不能以看到的数字为标准，应结合食物的重量和水分综合考量。以下按照不同分类列举钾含量高的一些食物。

（1）茶叶类：龙井、花茶、绿茶。

（2）豆类：黄豆、黑豆、芸豆、蚕豆、扁豆、赤豆、豆瓣酱、绿豆、青豆。

（3）菌藻类：口蘑、榛蘑、海带、木耳、冬菇（干）。

（4）干货类：桂圆干、葡萄干、笋干、墨鱼干、萝卜干、干红枣、干花生仁、肉干。

（5）水果：香蕉、柑橘、金桔、猕猴桃、葡萄。

（6）蔬菜：紫菜、腌菜、香菜、菠菜、洋葱、鱼腥草、黄花菜、花菜、冬菜。



**表 10　高钾食物前 20 名**

| 排序 | 食品名称 | 钾 (mg/100 g) | 排序 | 食品名称 | 钾 (mg/100 g) |
|---|---|---|---|---|---|
| 1 | 口蘑（白蘑） | 3 106 | 11 | 紫菜（干） | 1 796 |
| 2 | 甲级龙井 | 2 812 | 12 | 白笋（干） | 1 754 |
| 3 | 榛蘑（干）[假蜜环菌] | 2 493 | 13 | 羊肚菌[干狼肚] | 1 726 |
| 4 | 石榴花茶 | 2 455 | 14 | 绿茶 | 1 661 |
| 5 | 白菜（脱水） | 2 269 | 15 | 花茶 | 1 643 |
| 6 | 黄蘑（干） | 1 953 | 16 | 刺楸 | 1 641 |
| 7 | 红茶 | 1 934 | 17 | 银耳（干）[白木耳] | 1 588 |
| 8 | 牛乳粉（多维奶粉） | 1 910 | 18 | 小麦胚粉 | 1 523 |
| 9 | 黄豆粉 | 1 890 | 19 | 黄豆[大豆] | 1 503 |
| 10 | 紫菜（干） | 1 796 | 20 | 铁观音茶 | 1 462 |

（孙丽君）

# 104.

## 高磷食物有哪些

磷是一种广泛存在于自然界的矿物质元素，是人体内第二丰富的矿物质，在人体内大部分以磷酸钙的形式存在与骨和牙齿中，并且与血液中的磷保持动态平衡。经口摄入的食物在胃肠道吸收部分磷参与骨骼代谢，部分经粪便和尿液排泄。肾脏是参与磷排泄的重要器官，对于肾功能正常的人，每天进入体内和排泄的磷是相对平衡的。

当肾功能受损时，肾脏排泄磷的能力会减低；重度肾衰竭时，血液中蓄积的磷会增高，成为高磷血症。高磷血症会刺激甲状旁腺激素分泌增多，抑制维生素 D 的作用，会慢性肾脏病骨矿物质代谢紊乱，从而导致甲状旁腺功能亢进、骨营养不良发生骨折、血管钙化增加心脑血管病，最终增加患者死亡率。

所以控制血磷对于慢性肾衰竭患者特别重要，除了加强透析、药物治疗外，还应该注意尽量少摄取含磷高的食物(表 11)。然而食物中蛋白质是磷的主要来源，所以应该合理膳食，在维持优质蛋白饮食的同时，限制高磷食品。

在人们日常食物中，磷是以有机磷和无机磷两种形式存在的，有机磷为动物蛋白和植物蛋白，吸收率为 40%～60%；而无机磷多存在食品添加剂中，且 90%～100%被胃肠道吸收。所以应该严格控制无机磷的摄入，即减少加工食品包括火腿肠、三明治、巧克力、汉堡包、芝麻酱、可乐、红茶等食物的摄入。

**表 11　高磷食物前 20 名**

| 排序 | 食品名称 | 磷(mg/100 g) | 排序 | 食品名称 | 磷(mg/100 g) |
|---|---|---|---|---|---|
| 1 | 酵母(干) | 1 893 | 11 | 西瓜子(话梅) | 868 |
| 2 | 口蘑(白蘑) | 1 655 | 12 | 西瓜子仁 | 818 |
| 3 | 羊肚菌[干狼肚] | 1 193 | 13 | 蛏干[蛏子缢，蛏青子] | 791 |
| 4 | 小麦胚粉 | 1 168 | 14 | 荆豆 | 785 |
| 5 | 南瓜子仁 | 1 159 | 15 | 鸡蛋粉[全蛋粉] | 780 |
| 6 | 曲拉 | 1 135 | 16 | 奶豆腐(脱脂) | 773 |
| 7 | 全脂加糖奶粉 | 1 018 | 17 | 西瓜子(炒) | 765 |
| 8 | 丁香鱼(干) | 914 | 18 | 白沙蒿籽[沙蒿籽] | 757 |
| 9 | 鸡蛋黄粉 | 905 | 19 | 鲮鱼(罐头) | 750 |
| 10 | 酵母(干) | 1 893 | 20 | 奶疙瘩[奶酪干，干酸奶] | 689 |

在以下食物类别中含磷高的食物主要有：

（1）谷薯类：主要是全麦食品和粗粮含磷较高，包括荞麦、燕麦、黑米、高粱等。

（2）豆制品：黄豆、绿豆、黑豆、赤豆、青豆等。

（3）肉蛋奶：松花蛋、鸭蛋、蛋黄、海米、干贝、腊肉、猪肝、奶酪等。

（4）坚果类：花生、瓜子、腰果、榛子、核桃、开心果等。

（5）蔬果类：苋菜、蘑菇、花椰菜、石榴、椰子等。

（6）加工食品：三明治、火腿肠、巧克力、芝麻酱、汉堡包、可乐、蛋糕、红茶。

（孙丽君）

## 105.

## 透析患者需要补充左旋肉碱吗

左旋卡尼汀（*L* - carnitine，*L* - CN）又称左旋肉碱，化学名称为 R - 3 -羧基- 2 -羟基 N，N，N -三甲基- 1 -丙胺氢氧化物，是哺乳动物体内必需的营养物质，广泛存在于人体的各种细胞。其主要作用是促进脂类代谢，参与细胞供能，是长链脂肪酸进入线粒体氧化供能的必需物质。它由蛋氨酸和赖氨酸在肝、脑和肾组织中合成，经血液循环输送到全身各个组织，其中心肌和骨骼肌需求量最大，最终由肾脏排泄。

左旋卡尼汀的相对分子质量比较小，且易溶于水，不容易和血浆蛋白相结合。在慢性肾衰竭的透析患者中，由于饮食摄入较少，内源性合成不多，再加上血液透析把左旋卡尼汀清除出去，造成左旋卡尼汀相对缺乏，从而出现一系列临床症状，如心肌病、心功能不全、透析低血压、肌肉疼痛、血脂异常、促红细胞生成素抵抗的贫血等。那么对透析患者补充左旋肉碱，可以改善细胞供能和代谢的同时，会带来哪些好处呢？

（1）左旋卡尼汀对透析患者心功能及血脂的影响：维持性血液透析患者心血管并发症远高于普通人，除了血压控制不佳、容量负荷过重等因素外，还有继发性左旋卡尼汀缺乏导致心肌细胞从脂肪酸中摄取能量的能力减弱，从而导致患者心肌的能量代谢不佳，所以心功能变差，心脏收缩能力下降。有针对性地补充左旋肉碱能够使患者心肌能量代谢改善，有效提高心功能，改善血脂，纠正低血压。

（2）左旋卡尼汀对透析患者贫血的影响：透析患者普遍存在不同程度的贫血，引起患者精神萎靡、贫血和营养不良，这些是由于肾脏分泌促红细胞生成素的缺乏和造血原料的缺失所造成，此时常规给予促红细胞生成素治疗贫血，但部分左旋卡尼汀缺乏的患者体内红细胞功能不良，伴有炎症状态都会造成对促红细胞生成素的抵抗，导致常规注射促红细胞生成素仍旧不能纠正贫血。众多研究表明透析患者给予左旋卡尼汀的补充，能够有效改善贫血。

（3）左旋卡尼汀对透析患者营养状态及生活质量的影响：正是由于左旋肉碱是全身肌肉组织细胞应用脂肪酸供能的关键营养物质，在透析患者中又相对缺乏，所以多项研究表明，补充左旋肉碱，能够有效改善肌肉组织细胞的能量代谢，提高抗氧化能力，缓解透析患者包括肌痛、乏力等不适症状，对于患者的全身营养状态和生活质量有明显的提高和改善。

综上所述，对透析患者长期正规补充左旋卡尼汀，可以全方位改善贫血、纠正心力衰竭、增加营养和提高生活质量。

（孙丽君）

## 106.

## 为什么钙片要与饭一起嚼碎了吃

正常人体内钙、磷代谢保持平衡，磷主要来源于每天摄入的食物，其中70%经由肾脏排出，其余30%经粪便排出，所以慢性肾衰竭患者常常出现钙、磷代谢异常，在疾病没有干预的阶段，往往出现低钙高磷的症状。由于血磷升高容易造成继发性甲状旁腺功能亢进和骨代谢异常，进而引起肾性骨病和心血管钙化，使得患者生存质量下降和死亡率增加，所以控制高磷血症是慢性肾衰竭患者重要的措施之一。

当慢性肾衰竭患者出现高磷、低钙血症时，常常会出现皮肤瘙痒、肢体抽搐、骨痛骨折等症状。降低血磷有3种方法：①控制饮食，减少磷的摄入；②有效透析降低血磷；③服用磷结合剂。通常慢性肾脏病患者通过控制饮食及透析等方法不足以很好控制血浆中磷的浓度，所以使用磷结合剂就是最重要的治疗方法。饮食中所摄入的磷在胃肠道中释放出来，在小肠中被人体吸收入血，使得血浆中的磷浓度升高，而磷结合剂的作用就是当食物中的磷释放后立即与磷结合，从而使得磷经粪便排出体外，减少磷的吸收。目前常用的磷结合剂分3类：含钙的磷结合剂、含铝的磷结合剂、非钙非铝的磷结合剂。常用的磷结合剂是碳酸钙和醋酸钙。最新的临床研究证明，含钙的磷结合剂如碳酸钙和醋酸钙可以显著降低血磷浓度。但是大部分患者并不知道像碳酸钙这类钙片应该如何使用，是在饭前还是饭后。为何医生开具的处方，碳酸钙比其他药物的用量大那么多呢？

碳酸钙是第1代无机钙。服用碳酸钙后，在胃酸的作用下转化为氯化钙，小肠吸收部分钙，由尿排泄。其中大部分由肾小管重吸收，小部分转变为不溶性钙盐，由粪便排出，如磷酸钙和碳酸钙。但是它的吸收率低，我们所摄入的钙并不能完全被肠道吸收，反而容易产生沉积造成便秘；而且大部分患者反映单独服用碳酸钙难以下咽，所以推荐钙片的正确吃法是，在餐中和饭菜一起进行充分的研磨和咀嚼，增加钙和食物的接触时间。这样钙会和食物中的磷相结合形成不易吸收的沉积物，随肠道进行排泄。这种吃法起到降磷的作用，所以钙片和饭菜一起嚼碎了吃的主要目的是降低血磷。

（孙丽君）

# 107.

## 低分子肝素比普通肝素效果好吗

在常规血液透析抗凝的效果方面，低分子肝素和普通肝素是一样的，临床上护士和患者的偏好只是使用习惯上的差别。美国把普通肝素作为首选，而欧洲则推荐低分子肝素。当然两种肝素各有特点。

普通肝素是由相对分子质量大小不一的肝素组成的一种混合物，相对分子质量为 2 000～30 000，平均 15 000 左右；低分子肝素则是从普通肝素提取出的低分子部分，相对分子质量在 4 000～6 000。

大多数常规血液透析时，普通肝素需要稀释成 2 mg/ml 的浓度。在透析开始前先给患者静脉注射一次 8～20 mg 的首次剂量，随后常规持续给予每小时 4～8 mg 的维持剂量；大多数低分子肝素则在透析前一次性推注 2 000～6 000 U 的剂量，即可维持 4 小时透析的体外循环。

少数高凝或出血倾向的患者需要更低或更高的抗凝剂量，普通肝素或低分子肝素都需要医护人员根据实际出凝血状态逐步调整。普通肝素可以用活化凝血时间（ACT）作为调整指标；低分子肝素需测定抗 X 因子的水平，临床无法开展，只能凭经验增减。

患者透析后需行可能有创伤或出血的检查或治疗时，透析抗凝需用普通肝素，半衰期短，便于透析后必要的鱼精蛋白中和。

患者需要在非透析日使用肝素预防静脉血栓形成或治疗高凝状态时，应该使用抗凝作用时间长的低分子肝素，方便直接皮下注射。

两种肝素均可诱发肝素相关的血小板减少症（HIT），低分子肝素诱发的稍少，但不能用于治疗 HIT；可以改用直接凝血酶抑制剂阿加曲班或用达那肝素、磺达肝素替代。肝素诱导的 HIT 有两种类型：1 型 HIT 是血小板计数减少，与肝素使用的剂量和时间相关，减少肝素剂量可改善；2 型 HIT 有血小板聚集，伴动脉和（或）静脉血栓，与肝素-PF4 复合物的 IgG 或 IgM 抗体形成有关。普通肝素的 HIT 比低分子肝素多见，但低分子肝素不能用于治疗 HIT，因为与肝素-PF4 复合物有交叉反应。与非透析患者比较，透析患者 HIT 的发生率并不高。

肝素通过激活脂蛋白脂酶增加血浆甘油三酯浓度，大剂量肝素与高密度脂蛋白胆固醇的降低有关。

普通肝素皮下注射会引起瘙痒，因此有人怀疑透析中静脉注射普通肝素是否会引起透析中的瘙痒和其他反应，但未能证实；有报道低分子肝素能治疗瘙痒，这是在抑制 T 细胞肝素酶活性的基础上的，是针对与扁平苔藓相关的瘙痒，并非透析相关的瘙痒；没有证据表明，去除体外循环的普通肝素不能改善尿毒症瘙痒。

长期使用肝素还有可能引起高钾血症加重（尤其是残余肾功能较好的患者）、骨质疏松、醛固酮减少和少数患者可能会有脱发等，但较少见。未见普通肝素与低分子肝素在这些方面的影响有严格随机对照研究的结果。

综上所述，低分子肝素和普通肝素在抗凝方面，只要仔细调整剂量，两者效果相同；在调整剂量时，普通肝素可以用 ACT 作为指标，而低分子肝素需要凭经验增减；普通肝素在过量时可用鱼精蛋白中和，而低分子肝素不行；低分子肝素在高凝状态的患者非透析时抗凝较为方便安全；在副作用方面，两者相似，只是程度和频度的差别，需要更多的随机对照观察。

（张翼翔）

## 108.

## 肾性贫血与普通贫血的治疗有何不同

贫血是循环红细胞质量和容积的减少，女性分别＜120 g/L 和

36%，男性分别<140 g/L和41%。病因主要为红细胞生成减少和丢失或破坏增多。

肾性贫血的主要原因是由于各种病因造成的肾小管间质损害，红细胞生成素缺乏，红细胞生成减少，造成正细胞正色素贫血；但肾脏病的晚期尤其是血液透析后，还会存在其他因素产生贫血的不同表现：患者如有严重纳差、呕吐等胃肠道症状，叶酸和铁吸收障碍，可能出现大细胞和(或)低色素贫血；维生素$B_{12}$主要从尿排出，肾脏病晚期由于排出减少，普通透析也无法充分清除，故维生素$B_{12}$浓度明显增高；严重的消化道出血直接丢失铁，加上长期定期的抽血检查和血液透析体外循环的血细胞丢失，如未能及时补充，使缺铁与叶酸缺乏同时存在，大多数患者的红细胞可表现为大小不一的正色素贫血。若无流式细胞仪或仔细的人工显微镜检查难以发现。

根据以上肾性贫血的发病原因，早期贫血的治疗以使用红细胞生成素的替代药物为主；现在已有新型刺激红细胞生成的药物，故改称红细胞生成刺激因子(ESA)，包括促红细胞生成素类似物，以及其他刺激红细胞生成的药物；治疗过程中要用流式细胞仪定期检查血常规，观察红细胞形态学的变化，以便及时发现和鉴别是否同时有铁和叶酸的缺乏，必要时予以相应的补充；因消化道吸收不良、有胃肠道副作用等，铁剂的补充首选静脉给药，也避免服用铁剂引起的黑便与可能发生的消化道出血混淆；一般情况下不需要补充维生素$B_{12}$；注射左旋肉碱能促进血液透析患者贫血的纠正；基础治疗包括充分透析，减少毒素对红细胞寿命的影响，有条件行肾移植成功则可脱离贫血药物的治疗。

普通贫血的病因对某一个患者来说相对单纯，治疗首先需要明确病因。红细胞生成减少常见的原因包括铁、叶酸和维生素$B_{12}$的缺乏，干细胞功能异常，促红细胞生成素减少，骨髓侵害如感染、肿瘤和纤维化；红细胞丢失或破坏增多常见的原因包括失血和溶血(自身免疫病、微血管病、红细胞膜病、酶缺陷、镰状细胞病)。

在血常规和血细胞比容检查确认贫血的诊断之后，将可能的病因进行排查。病因明确后积极针对病因进行治疗，必要时对症处理，控制病情的进展，如输血。例如，缺铁性贫血首选口服二价铁，效果不佳或胃肠道副作用大才考虑静脉补充；维生素 $B_{12}$ 和(或)叶酸缺乏通过及时补充较容易纠正；地中海贫血每 2～3 周输注一个单位红细胞，有条件可行干细胞移植，必要时行脾切除；骨髓增生异常予以免疫抑制治疗；急慢性感染性疾病引起的贫血予相应的抗生素治疗等。

值得注意的是，非肾脏病引起的普通贫血也可能在肾脏病患者中发生，需要加以鉴别。感染可发生在其他原因引起的贫血患者中，加重病情，需要同时治疗。

（张翼翔）



## 109.

## 腹膜透析管置入术后需要注意什么

腹膜透析管置入术后早期护理内容：①鼓励患者术后早期下床活动；②妥善固定导管，有利于导管出口处的愈合，减少渗漏、功能不良及导管相关感染的发生率；③用 1.5％的腹膜透析液 2 L，每次 500 ml 即进即出冲洗腹腔，观察流出液体的颜色、速度和量；④在出口完全愈合之前，用透气性好的无菌纱布覆盖，待伤口拆线后再行清洁换药，但对于渗液、出汗较多、感染或卫生条件差的患者，应加强换药；⑤无论在伤口感染期还是愈合期都不应行盆浴和游泳；⑥鼓励进食粗纤维食物，保持大便通畅。

居家环境布置：居家腹膜透析操作环境的规范性对腹膜透析患者的治疗至关重要，最好有一个相对独立的空间，光线充足，不养宠物。

物品准备：血压计、温度计、磅秤、体重计、恒温加热袋或恒温箱、挂钩或输液架、肛门袋、口罩、无菌棉签、胶布、纱布、碘伏、紫外线灯、钟表、《腹膜透析居家日记》等。

腹膜透析液的购买和储存：备用的腹膜透析液应至少满足5～7天的用量，为厂家送货留有足够的时间。腹膜透析液尽量集中放置，按照有效期先后顺序使用。存放腹膜透析液的场地应干燥、通风、清洁，避免阳光直射。

接受严格规范的腹膜透析培训：腹膜透析治疗的成功很大程度依赖于医务人员对患者及家属的教育培训及患者的自我管理，患者应积极参加医院组织的自我管理教育活动，提升自我管理能力。培训的内容包括：腹膜透析相关知识（原理、环境准备、换液操作、导管护理、饮食及运动指导、并发症及突发事件的处理等）、洗手七步法、药物的作用与副作用、腹膜透析日记填写、保持液体出入平衡、化验检查结果及居家注意事项、饮食与运动、突发不良事件的应急处理等内容。规律透析后仍然要对部分知识进行强化再培训，只有主动参与治疗与护理的过程，才能达到良好的培训效果。

规律透析后的自我护理要点：①建立清洁与无菌的概念，认真对待每一次换液操作，从紫外线消毒、洗手、戴口罩、换液到废液处理。②保护隧道及导管出口，定期换药，妥善固定导管。③每次观察腹膜透析液的颜色、量及引流速度，如果出现异常及时联系医务人员。④洗澡时采用淋浴，严禁盆浴。使用造口袋保护导管出口，淋浴前要用肛袋把透析管封闭好，以免进水，洗澡完毕及时清洁消毒伤口。⑤认真填写腹膜透析日记本，每天记录血压、体重、尿量、腹膜透析超滤。⑥合理饮食，每天蛋白质的摄入量一般为1.0～1.2 g/kg，以优质蛋白为主，避免高磷饮食。保证充足的热量，食物应富含维生素和纤维素。适当控制饮水，量出为入。按尿量和腹膜透析超滤量确定每天液体入量。⑦每天坚持户外运动，如散步、打太极拳等都是比较合适的。⑧预防肠道感染，不要吃生冷、不洁的食物。⑨保持良好的排便习惯，多食用粗纤维食物，保持每天规律性排便。⑩按时复诊，遵医嘱用药。

（毛志国　邢小红）

# 110. 如何评价腹膜透析效果是否充分

充分透析是保证腹膜透析顺利进行的必要条件。腹膜透析充分性不能采用单一量化指标评估，除了每3～6个月在医院进行一次透析充分性评估外，还要注意观察临床症状或体征，有无影响患者生存时间和生活质量的相关合并症和并发症存在。透析充分的整体感觉是：患者食欲良好、身心安泰、慢性并发症少、生活质量高、有效回归社会。要注意，透析不充分的临床表现通常在毒素蓄积一定时间后才出现，而且初期表现隐匿，所以不能把临床表现作为评估透析充分性的早期指标。

充分腹膜透析的评定标准包括：①毒素无蓄积，食欲好、无恶心呕吐、无失眠等；②容量控制干体重稳定，没有外周水肿的表现，没有水肿导致的高血压、心力衰竭、肺水肿等；③营养状况血清白蛋白>35 g/L，在使用促红细胞生成素的情况下血红蛋白维持在110～120 g/L；④没有明显的电解质紊乱及酸碱失衡；⑤钙磷代谢，平衡血磷应在0.81～1.45 mmol/L，血钙2.1～2.5 mmol/L，甲状旁腺素100～600 pg/ml；⑥毒素清除达标，透析充分性评估达标包括尿素清除指数≥1.7，肌酐清除率≥50 L/1.73 $m^2$。

腹膜透析的充分性主要受三方面的影响：①腹膜透析本身，包括腹膜的转运特性及透析处方。腹膜功能存在个体差异，长期透析患者由于腹膜透析液或腹膜炎等可出现腹膜功能改变，因而适合一个患者的透析方案不一定适合另个患者，同一患者的透析方案经过一段时间后也会出现透析不充分。因此需要对患者的腹膜功能及透析效果定期进行准确评估，采用个体化透析处方，以达到最佳的透析效果。②残余肾功能，残余肾功能就是我们所说的越来越少的“尿”。残余肾功能不仅可以清除小分子溶质，而且在保持体液平衡、控制钙磷代谢、清除中分子毒素、维持心血管功能及肾脏内分泌功能发挥了重要作用。残余肾功能下降的主要原因有：自身基础疾病、长期使用高浓度腹膜透析液、高血压、使用肾毒性药物、腹膜透析相关腹膜炎的发生等。③透析充分性受患者体型大小的影响，体型较大的患者通常需要更大的透析剂量才能达到充分透析的目的。

综上所述，腹膜透析充分性应根据临床情况综合评估，而不仅仅根据溶质和液体的清除量来判断。在腹膜透析治疗的整个过程都应该对这些充分性指标进行监测，及时纠正，从而使患者得到充分的透析，改善预后。

（毛志国　邢小红）

# 111.

## 评估腹膜转运功能重要吗

腹膜透析患者的生活质量、生存率与透析充分性有非常密切的关系，而透析充分性有赖于透析方法的正确选择和透析处方的及时调整，腹膜转运特性和残余肾功能的变化是腹膜透析医师调整处方的依据。

各种透析方式的选择主要依据患者腹膜转运特性而定，目的是使透析方式及剂量与患者的腹膜生理功能及代谢状况相适应。临床上普遍采用腹膜平衡实验（PET）评估腹膜透析患者的腹膜转运特性，原理是根据一定条件下测得腹膜透析液中的肌酐与血中肌酐浓度的比值，来确定患者的腹膜转运功能。

PET 基本过程：①留取标本前一晚注入一袋 2.5％的 2 L 腹膜透析液，留腹 8～12 小时。②留取标本当天站着或坐着将隔夜留腹的腹膜透析液放出，放出时间不超过 20 分钟，并测量引流量。③患者躺平，将一袋温度适宜的 2.5％ 2 L 腹膜透析液快速放入腹腔，左右翻转，变换体位。④护士根据流程留取不同时间段的腹膜透析液和血标本，并通过化验结果进行计算。这是标准 PET 流程。还有一种改良的 PET,操作方法与标准 PET 相似,可在基础腹膜转运特性确定后,再次测定时使用,其优点为更省时。

根据结果将腹膜转运特性分为高转运、高平均转运、低平均转运和低转运 4 种。对于高转运的患者而言,腹膜对葡萄糖的平衡作用快,对肌酐清除能力强,但超滤差,适合短时透析,可以通过增加透析液交换次数和缩短透析液留腹时间达到目标超滤量。对于高平均转运的患者,因为腹膜对肌酐的清除及脱水作用适中,所以适合做持续非卧床腹膜透析(CAPD),其透析量可根据体表面积及残余肾功能情况做适当调整。对于低平均转运患者,腹膜平衡作用慢,随着残余肾功能的丧失,宜行大剂量 CAPD。对于低转运患者,腹膜透析超滤良好,但腹膜对尿毒症毒素的清除能力差,因此宜行大剂量 CAPD 或血液透析。低转运和低平均转运患者可以通过增加最大灌入量提高毒素的清除能力。

长期腹膜透析的患者会发现,医生隔半年左右会要求复查腹膜转运功能。这是动态变化的吗?在腹膜透析初期,腹膜转运功能会有轻微变化,然后趋向平稳。基础 PET 测定应在腹膜透析开始 2～4 周后进行。此后每 6 个月或腹膜炎痊愈后 1 个月或临床出现超滤改变时再次评估。动态观察 PET 的变化,有助于纠正透析过程中出现的各种问题。

综上所述,透析处方的调整内容包括透析液的容量与剂量、透析液的种类选择、留腹时间与是否留腹过夜,医生的核心判断依据之一就是腹膜转运功能。

（毛志国　邢小红）



## 112.

## 腹膜透析透出液浑浊需要立刻到医院就诊吗

在透析过程中一旦发现腹膜透析透出液浑浊应高度怀疑感染性腹膜

炎的可能。透出液浑浊是最早出现和最常见的表现(发生率为95%),其特点是突然出现并不是逐渐浑浊。当透出液中的细胞数>$50\times10^6$/L为轻度浑浊;细胞数>$100\times10^6$/L则可见明显浑浊。

对于部分患者而言,前期可能没有腹痛症状,但绝不可以忽视浑浊的透析液,须立即到医院完善检查并明确诊断。如果距离医院较远者,需先行腹腔冲洗至清后,尽快赶到医院;同时记得带上最浑浊的那袋腹膜透析液到医院,以便医生做化验检查。

(毛志国　邢小红)

## 113.

## 腹膜透析相关性腹膜炎如何预防



对于腹膜透析相关性腹膜炎的预防,需要贯穿于腹膜透析治疗的全过程。发生腹膜炎的主要原因有:①腹膜透析管道是腹膜透析感染的主要途径,腹膜透析液污染、腹膜透析换液操作未严格无菌操作、出口感染、隧道感染仍然是腹膜透析相关性腹膜炎的主要原因。②细菌通过肠壁入侵腹腔也是原因之一,发生腹膜炎之前常主诉曾经摄入不洁食物、腹泻等。③焦虑、抑郁等一些心理-社会因素,也可以导致腹膜炎的反生。重复繁琐的操作及社会支持力度不足导致腹膜透析患者的焦虑、抑郁发生率高,进而可能出现操作和护理时马虎,不严格遵守无菌操作原则,增加污染的可能性。④对于部分长期腹膜透析的患者会发现,严格无菌操作后仍然会发生腹膜炎,百思不得其解。其实尿毒症本身及透析相关因素,如腹膜透析液对腹膜的损伤、低蛋白血症营养不良等导致患者局部或全身防御能力减退,也是容易导致腹膜炎的重要原因。

腹膜炎预防应从增加机体免疫力和防止细菌入侵到腹腔两方面进

行护理。患者应采用高热量、高优质蛋白及低磷饮食，改善机体营养状态。尽量少用高渗性透析液，减少腹膜透析液对腹膜的损伤，保护腹膜的防御功能。

腹膜透析置管后，须经过腹膜透析护理相关知识培训及考核，以便在家中自我护理及透析。患者和照护者应时刻牢记无菌操作原则，养成良好的卫生习惯，为居家腹膜透析创造一个良好的环境。尽可能单独使用一间房间进行操作，安装紫外线灯管，紫外线灯管应 2 年更换一次。规范的操作流程是预防腹膜炎的关键，操作前紫外线灯消毒 35 分钟（包含预热 5 分钟），戴口罩，流动水洗手，检查腹膜透析液的浓度、颜色、透明度等，操作时减少人员走动，严禁使用腹膜透析液袋破损或浑浊腹膜透析液，换液过程始终保持无菌操作。

置管后 2 周内避免淋浴和盆浴，保持导管出口处干燥清洁。使用安尔碘、洗必泰等抑菌剂，也可以使用抗菌肥皂清洁伤口周围皮肤。妥善固定导管，避免牵拉。

预防肠源性感染。避免发生便秘和肠道感染。对于便秘、低钾血症、胃肠动力不足的患者应遵医嘱用药。

虽然有很多因素与腹膜炎的发生有直接或间接的相关性，但在某种程度上腹膜炎的预防与患者的依从性及坚持执行日常护理操作的能力相关。日复一日进行繁琐而单调的换液操作，容易出现懈怠心理。定期参加医院的相关培训，强化操作时的无菌意识。特别告诫患者操作时不可走“捷径”，发现问题及时与医务人员联系。

（毛志国　邢小红）

## 114.

## 腹膜透析患者饮食需要注意什么

腹膜透析患者的饮食原则是提供足够营养（蛋白质、热量及维生素），同时注意预防水、钠潴留，高血压，高血钾或低血钾，高血磷等各种并发症。

据报道，腹膜透析患者每天经腹膜透析液丢失蛋白质 5～15 g、氨基酸 2～4 g。糖尿病肾病患者更加明显，腹膜炎时蛋白质丢失成倍增加。如果饮食摄取的蛋白质不够，则导致身体肌肉分解，所以必须注意科学合理摄入蛋白质。患者蛋白质的摄入量为 1.0～1.2 g/(kg·d)。腹膜透析时，腹膜透析液里的葡萄糖也会带来大量的热量。这些多余的热量可以使体重增加，有些腹膜透析患者就是因此而变胖。尽量避免吃含有大量脂肪的食物，如奶油、肥肉、全脂牛奶等，热量应保持为 146～176 kJ/(kg·d)。

指导患者进食低盐饮食。盐是氯化钠，钠摄入增加，患者会感到口渴，增加液体摄入，造成体内水和钠潴留，引起高血压、心力衰竭、肺水肿等临床症状。对于少尿和无尿的腹膜透析患者，钠摄入量应限制在 2 g/d。避免食用含钠高的食物，如咸肉、酱油、泡菜、火腿、咸菜、榨菜等。

合理控制钾摄入。人体血钾应维持在 3.5～5.5 mmol/L，肾衰竭后，随着尿量的减少，钾在体内蓄积出现高钾血症。血液中钾过高的危险是使心脏搏动无规律，引起心脏传导阻滞，甚至心跳骤停。腹膜透析患者高血钾不常见，因腹膜透析液是不含钾的液体。每次交换透析液都有一部分钾被排入透析液中。如果患者饮食不好，常常发生低钾血症，需要进食高钾饮食或给予补钾药物。含钾高的食物如蘑菇、红枣、香蕉、橘子、柚子、海苔等。对于低钠盐，其成分中含有大量钾，需要在医生指导下使用，而且需要定期监测电解质。

控制含磷食物摄入。腹膜透析患者易产生高磷血症。血磷高会引起皮肤瘙痒，还是引起肾性骨病和继发性甲状旁腺亢进的重要因素，成为腹膜透析患者严重并发症之一。含磷高的食物包括：①动物内脏、鱿鱼、虾类。②坚果类，如核桃、腰果等。③含添加剂的食品，如方便面、火腿肠、汽水、饮料类。④乳制品，如牛奶、优酪乳、乳酪等。饮食中限制磷的摄入，必要时服用磷结合剂来降低血磷水平。定期抽血检查血里的钙及磷水平、骨密度或拍摄 X 线片，看有无骨质疏松和心血管的钙化发生。

遵医嘱补充适当的维生素及微量元素，腹膜透析时有水溶性维生素的丢失，可进食富含B族维生素和维生维C的食物，如新鲜蔬菜、水果等。因为蔬菜和水果的代谢产物多为碱性，有利于尿毒症的治疗；且粗纤维食物的摄入可以保持大便通畅，减少腹膜炎或导管引流不畅的发生。

腹膜透析患者每天水摄入量取决于尿量和腹膜透析超滤。水摄入量＝500ml＋前1天的尿量＋前1天的腹膜透析超滤量。水摄入量包含汤、奶类、水果中的水分，避免水的摄入过多引起水肿。正确的饮食管理、透析方案及用药形成一个有机的整体，维持良好的营养状态，合理用药，充分透析，促进早日康复。

（毛志国　邢小红）

## 115.

## 广告中治疗肾脏病的“灵丹妙药”是真的吗

这是一个真实的案例，男青年小张刚刚参加工作不久，在单位的年度体检中，发现了高血压，尿常规出现了蛋白尿和血尿。于是他去医院就诊，医生告诉他这种情况可能是肾炎，需要做进一步的血液检测和肾脏病理检查，还需要长期服用药物治疗。正当小张感到焦虑和烦恼的时候，小张看到了街边的广告，上面写着“××专家，祖传秘方，不用激素，十剂见效，无效退款”，还附有很多患者的现身说法。抱着一丝希望，小张试着服用了几副秘方，很快蛋白尿和血尿就消失了。从此小张再也没有来医院复诊。几年后的一天，我们在门诊再次见到了小张，面色蜡黄，消瘦。他手中拿着一张血肌酐1 500 μmol/L的化验单。他告诉我们这几年他一直在服用所谓的“祖传秘方”，直到半年前，他感到自己越来越没有力气，胃口不好。去医院一检查，发现居然已经变成了尿毒症。他再次去找××专家时，专家却让他不用担心，尿毒症是可以痊愈的。然而小张的病情越来越差，终于他在朋友的劝说下来到正规医院看病。经过医生的诊断，小张确实已经到了终末期肾脏病，也就是俗称的“尿毒症”，需要血液透析治疗。面对这样的结果，小张后悔不已。如果当初能够早一点去正规医院治疗，也不至于如此快的进展。

面对小张的遭遇，我们除了哀其不幸，更憎恨这种误导患者的广告。这些广告利用患者医疗知识的缺乏，夸大病情，把很多疾病说成了不治之症，而广告中药物可以有起死回生的效果，夸大疗效。请来所谓的“专家”曲解病情，请来“患者”吹嘘治疗功效。病急乱投医，对患者来说，狂轰滥炸的宣传让人失去理智，不知不觉中上当受骗。有些商家将一些保健药物宣传成有治疗效果的药物，保健药物的疗效没有经过临床证实。若只服用保健药物，而放弃药物治疗，会造成病情的延误和恶化。

此外，这些广告还常常偷梁换柱，人们总是认为没有毒副作用的药物是最好的，打着没有副作用的“秘方”“纯中药”旗号往往更容易吸引眼球。我们要辩证的看待这个问题，俗话说“是药三分毒”，只要合理正规使用药物，是可以把副作用降到最低的。一种药物应用的历史越长，它的副作用也就被研究得越透彻。其实很多所谓的“纯中药”中含有西药的成分，例如激素、利尿剂等。小张在刚服用药物时出现病情的好转，可能就是激素在起作用，但长期缺乏监控的服用，会造成很多不良的后果，例如骨质疏松、皮肤痤疮、高血压、高血糖、电解质紊乱。科学研究已经证实，长期服用中草药也会造成肾脏损害，严重的可导致肾衰竭。因此，所谓没有副作用的药物是不存在的。

医学是一门不断完善的科学，普通患者很难掌握复杂的医学知识。这些广告瞄准了患者求医若渴的心理，投其所好，让患者误入歧途，耽误了病情。患者一定要理智客观的对待这些宣传，不偏听偏信，及时去正规的医疗机构治疗，让自己获得最佳的治疗。

（钱一欣）

# 116.

## 中药也会导致肾损害吗

中药是祖国医学的宝贵财富，以其独特的治疗优势和较好的临床疗效而受到人们的欢迎。但近年来，随着中药药理学和毒理学的深入研究，人们发现中草药的毒性和不良反应也和西药一样广泛存在着，其中值得一提的是中药导致的肾损害。肾损害是中药毒性的一种表现，又称为“肾毒性”或中草药肾病。

迄今，已公布具有肾毒性的中药已达几十种，包括植物药、动物药和矿物药。植物药马兜铃科植物有关木通、广防已、马兜铃、天山藤、青木香、细辛 6 种；豆科有山豆根、黑豆、皂荚、决明子、望江南 5 种；百合科有山慈姑、野百合、芦荟、藜芦 4 种；葫芦科有天花粉、土贝母、瓜蒂 3 种；大戟科有甘遂、巴豆 2 种；菊科有苍耳子、艾叶 2 种。此外，尚有卫矛科雷公藤、唇形科益母草、伞形科独活、苋科土牛膝、木兰科厚朴、苦木科鸦胆子、泽泻科泽泻、茄科洋金花、五加科人参、楝科苦楝子、夹竹桃科夹竹桃、蔷薇科桃仁、樟科桂皮、马钱科马钱子、松科土荆皮、石榴科石榴皮、商陆科商陆、小檗科八角莲、防已科防已和青风藤、棕榈科槟榔、大风子科大风子、虎耳草科常山、罂粟科博落回等。动物类药有海马、水蛭、斑蝥、全蝎、蜈蚣、蟾酥等。目前发现导致肾损害中药的主要化学成分为有机酸和生物碱类，此外尚有黄酮苷和皂苷类。

服用中药后都会出现肾损伤吗？中药出现肾毒性的主要原因是什么呢？主要包括以下几方面：中药本身具有肾毒性、品种混用、中药引起的过敏反应、药物服用过量或长期应用使药物蓄积致肾损害、中西药配伍不当而致肾损害、煎制方法不当、致溶血性反应和含重金属的中药及其制剂造成的肾损害。

那么，应该怎样预防中药的肾损害呢？注意以下几点：合理使用、注意恰当配伍、严格炮制、掌握准确的用量、用药规范，避免长期使用。确需长期服药的患者，必须慎重，密切随访。一旦身体不适应及时停药，保证用药安全。

（胡小红）

## 117.
## 常吃止痛药对肾脏危害大吗

大家都知道，人在一生中经常发生的一个症状是疼痛。从小到老，每个人都会出现不同程度的头痛、关节痛、肌肉痛、神经痛、伤口痛等，所以止痛药在临床上应用非常广泛，很多人都服用过。止痛剂种类很多，常用的如布洛芬、吲哚美辛（消炎痛）、蔡普生、阿司匹林、去痛片、对乙酰氨基酚（扑热息痛）、炎痛喜康、保泰松、舒林酸、双杨酸脂等都属于这一类。

如果能按照病情的需要适当应用，确实可以解除疼痛带来的不适，达到对症治疗的目的。但是，日常生活中有些人却滥用止痛药或对止痛药依赖，殊不知止痛药物长期服用或使用不当也可以引起其他疾病，包括肾脏病。止痛药可以抑制体内前列腺素的合成，引起肾小球滤过率下降、水及钠潴留、高血钾、肾乳头坏死，甚至肾衰竭。

那么，吃了止痛剂，都会得肾病吗？从大批服药的人群看，止痛剂肾病的发病率并不高，而且中国人也不如外国人发病率高。但是由于早期症状不明显，容易忽视。本病轻重悬殊很大，轻的没有明显症状，只能从化验异常得知（亚临床型止痛剂肾损害）。早期的表现不明显，如轻度贫血、轻度蛋白尿、无菌性脓尿（尿中出现脓细胞，却查不出细菌），以及肾小管功能减退，如肾浓缩功能和酸化功能的障碍等。重的可致间质性肾炎、肾病综合征、肾小管坏死、肾乳头坏死，甚至肾衰竭。有下列情况的尤其需要提高对本病的警惕性：老年，患高血压病，患有心脏病甚至充血性心力衰竭，糖尿病，低血压，血容量不足如呕吐、腹泻时，伴各种感染时，原来有各种肾脏病，肝硬化，吸烟者等。对这些人使用止痛药时，必须定时做尿化验和血检验。



应该如何防治止痛药肾病呢？防治的关键是早发现、早治疗。一般来说，未经医生指导，千万不可随便用药，随便加大剂量或任意延长服药时间。按医生医嘱服用止痛药并定期随访的患者，一般不会引起严重后果。为了避免出现止痛药肾病，需要注意以下几点。

(1) 虽然很多止痛药是非处方药，但仍需严格掌握适应证和禁忌证，防止滥用，建议患者应该遵医嘱使用。

(2) 若患者属于高危人群，应慎用。必须使用时，应调整用法、用量，并且密切随访。

(3) 避免同时使用止痛药和其他有肾毒性的药物，否则可能明显增加不良反应。

(4) 需长期服用止痛药的患者，建议用药前后进行尿液、血液监测，根据检查结果遵医嘱服用或停用药物。

一旦出现止痛药肾病，应立即停用止痛药并至肾内科就诊。

（胡小红）

## 118.

## 哪些抗生素具有肾毒性

肾脏血供丰富，药物浓度高，大多数药物经肾排泄，是药物不良反应的主要靶器官。抗菌药物是临床最常用的药物，有关抗菌药物引起的急性、慢性肾功能损害较为多见。

氨基糖苷类药物是最常见致肾损害的药物，临床上以庆大霉素肾毒性最为常见，其毒性作用是引起肾小管变性坏死。用药时间越长，剂量越大，肾毒性越大。目前按肾毒性递增顺序，排列为链霉素、丁胺卡那、妥布霉素、庆大霉素、卡那霉素、新霉素。

β-内酰胺酶类抗生素包括青霉素类、头孢菌素、碳青霉烯类。青霉素类药由于过敏反应造成间质性肾炎。青霉素类可引起过敏性间质性肾炎，以甲氧西林及氨苄西林最为常见。大剂量用药后可出现少尿或非少尿型急性肾衰竭，尿中可出现少量蛋白、红细胞、管型及嗜酸性粒细胞。少数头孢菌素（头孢噻啶、头孢噻吩啶）和碳青霉烯具有强的肾毒性。头孢菌素发生过敏性间质性肾炎较青霉素低，但部分头孢菌素对肾小管有直接毒性，与用药剂量大小及用药时间有关，其中第1代头孢菌素的肾毒性较第2～3代重，第3代头孢菌素的肾毒性最低。第1代头孢菌素中的头孢Ⅰ、头孢噻啶（头孢Ⅱ）、头孢唑啉（头孢Ⅴ）、头孢拉定（头孢Ⅵ）的肾毒性是不容忽视的问题，其中以头孢Ⅱ肾毒性最大，临床上已基本不用。头孢Ⅴ、头孢Ⅵ肾毒性相对较轻，但仍应尽量避免与氨基糖苷类、强利尿剂合用。第2代头孢菌素（头孢呋辛）、第3代头孢菌素（头孢他啶等）、第4代头孢菌素（头孢吡肟）的肾毒性依次减轻，但在高龄患者中应用仍应审慎。

糖肽类抗生素：万古霉素有明显的肾毒性，万古霉素的肾毒性反应最初主要是所含杂质太多，在万古霉素纯度提高后，其肾毒性发生率较前明显降低，但当药物浓度较高时，肾毒性则会明显增加。万古霉素诱发肾毒性的机制尚不完全清楚，万古霉素的肾毒性与其损害肾小球并导致近端肾小管发生缺血坏死有关，其机制主要是万古霉素导致肾小管近曲端上皮细胞氧化应激反应所致，可引起急性肾小管坏死。

两性霉素B：是一种肾毒性很强的抗真菌药物，可导致急性、慢性肾功能损害。其肾毒性与使用剂量、基础肾脏疾病、合并用药有关，老人及血容量减少者更易发生肾损害。

磺胺药：该类药物致肾损害主要因为药物易出现结晶析出，引起血尿和梗阻性肾病，甚至急性肾衰竭。此外，也可引起过敏性血管炎、间质性肾炎、肾病综合征等。

为了避免或减少抗生素的肾毒性，应加强对于不同抗菌药物肾毒性的认识，合理巧妙应用。减少对肾脏的损害。对肾功能减退者应避免用有肾毒性药物。对已行血液净化治疗的肾功能减退者，如不得不用氨基糖苷类时，应监测血药浓度。对于广大患者来讲，尤其应该注意遵医嘱使用抗生素，不可自行滥用抗生素，不可自行增加剂量或延长疗程。

（胡小红）

## 119.

## “世界肾脏日”是哪一天？有什么意义

每年3月份的第2个星期四为“世界肾脏日(World Kidney Day)”。

为什么要设立“世界肾脏日”呢？这是因为慢性肾脏病已经成为当今威胁世界人民健康的重要疾病。在发达国家，普通人群的患病率为6.5%～16%，美国慢性肾脏病人数已超过2 000万；在我国，普通人群中慢性肾脏病的患病率也接近10%。而公众对该病的知晓率和防治知识普遍缺乏，为了提高人们对慢性肾脏病及相关心血管疾病和死亡率的认识，并重视在慢性肾脏病早期的检测和预防方面的迫切需求。国际肾脏病学会(ISN)与国际肾脏基金联盟(IFKF)于2006年联合提议设立“世界肾脏日”，这一提议得到了各国肾脏病学会的重视和积极响应。我国的中华肾脏病学会号召全国肾脏病医务工作者积极宣传世界肾脏日，唤起全社会对慢性肾脏病的重视。每年的“世界肾脏日”都有不同的主题和宣传口号，我国的肾脏科医生也都会在当天举办相关的科普讲座、义诊等活动。历年“世界肾脏日”的主题见表12。

表 12　历年"世界肾脏日"的主题

| 日期 | 主　　题 |
| --- | --- |
| 2006 年 3 月 9 日 | 您的肾脏健康吗? |
| 2007 年 3 月 8 日 | 慢性肾脏病：常见的、具有危害的、可以治疗的! |
| 2008 年 3 月 13 日 | 令人惊奇的肾脏 |
| 2009 年 3 月 12 日 | 保护肾脏,稳定血压 |
| 2010 年 3 月 11 日 | 保护您的肾脏,控制糖尿病 |
| 2011 年 3 月 10 日 | 齐保肾,同护心 |
| 2012 年 3 月 8 日 | 捐献肾脏,延续生命 |
| 2013 年 3 月 14 日 | 防止急性肾损伤 |
| 2014 年 3 月 13 日 | 健康肾脏、美好生活：关注老年慢性肾脏病 |
| 2015 年 3 月 12 日 | 全民肾脏健康 |
| 2016 年 3 月 10 日 | 预防慢性肾脏病,应从儿童开始 |

（张　彤）

## 名医护航　第二军医大学健康科普系列丛书

**总主编　孙颖浩　朱明哲**

| 书　名 | 主　编 |
| --- | --- |
| 脑血管病 | 刘建民　邓本强 |
| 睡眠障碍 | 毕晓莹　侯晓军 |
| 眩晕 | 庄建华 |
| 眼部疾病 | 魏锐利 |
| 鼾症 | 郑宏良　陈世彩　江德胜 |
| 颈椎病 | 袁　文 |
| 甲状腺疾病 | 石勇铨 |
| 支气管哮喘 | 李　兵　唐　昊 |
| 肺癌 | 白　冲　韩一平 |
| 乳腺疾病 | 盛　湲 |
| 冠心病 | 吴宗贵　梁　春　丁　茹 |
| 肝硬化 | 谢渭芬　曾　欣　陈岳祥 |
| 胃肠疾病 | 李兆申 |
| 肾脏疾病 | 梅长林　张　彤 |
| 前列腺疾病 | 孙颖浩　高　旭 |
| 子宫颈疾病 | 金志军　王　丹 |
| 月经失调 | 徐明娟　刘玉环 |
| 腰腿痛 | 李　明　白玉树 |
| 全身血管系统疾病 | 景在平　冯　睿 |
| 高血压 | 赵仙先　马丽萍 |
| 高脂血症 | 梁　春　吴宗贵　黄志刚 |
| 糖尿病 | 黄　勤 |
| 高尿酸血症与痛风 | 黄　勤 |
| 骨质疏松症 | 赵东宝 |
| 更年期问题 | 俞超芹 |
| 常见皮肤疾病 | 廖万清　潘炜华 |
| 医学美容和抗衰老 | 江　华 |
| 癌症已是常见病 | 凌昌全　刘　龙　封颖璐 |
| 怎样看化验报告 | 高春芳 |
| 心理调适 | 刘伟志 |
| 射波刀精准放疗 | 张火俊　居小萍 |